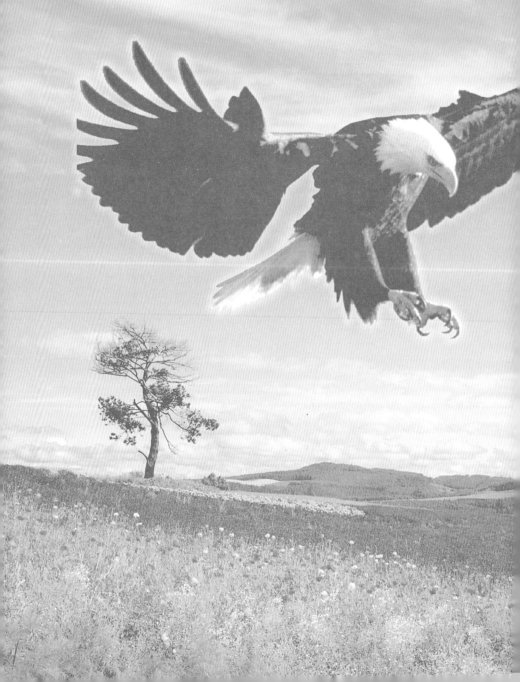

大展好書　好書大展
品嚐好書　冠群可期

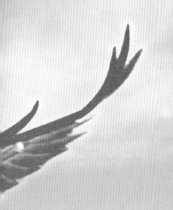

大展好書　好書大展

品嘗好書·冠群可期

養生保健 51

洗髓經健身術

附VCD

布援強 著

大展出版社有限公司

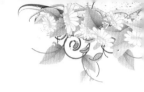

作者簡介

　　布援強，山西省太谷縣人，1962年生於山西太原。山西車派布式形意拳第三代傳人。現為中國武術六段，國家級社會體育指導員，國家一級武術裁判員，山西省武術協會委員，山西省形意拳協會委員，山西布學寬研究會副秘書長，太原市武術協會委員，太原市形意拳協會常務副會長兼秘書長，太原市「洗髓經」總站常務站長，晉陽形意拳社副社長，山西省群藝館健身中心主任兼總教練。

　　自幼隨父布華軒先生學習形意拳、太極拳、八卦掌、鴛鴦腳、洗髓經等健身、養生功法，並得到祖父布學寬先生及張永義、蘇登瀛、靳甲賢、張廷梓、龐林太（中國武術九段，山西省武協主席，山西省武術院院長兼省武術隊總教練，十大武術教練）等名師的傳授。

　　拜許有德師傅為師，學習張三豐太極拳、三皇炮錘，又隨石巨錄、唐錦榮、張春波、張安泰等師傅學習順手拳、太極拳、八卦掌、形意拳及太極推手等各家拳法。後從事散打運動。對內功修煉及傳統武術散手有獨到的見解。

　　多次參加山西省、太原市的武術比賽，並取得好

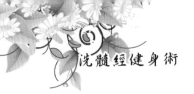

成績；多次擔任山西省、太原市的武術、散打及「洗髓經」比賽的裁判工作。

在《搏擊》、《中國群眾體育》等刊物上發表多篇武術論文；與叔叔布秉全等編著出版了《鴛鴦腳制敵絕技》。

武術業績已載入《中國武術名人辭典》、《中華民間武術家辭典》、《中國大百科專家人物傳集》等典籍。

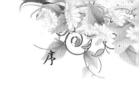

序

　　洗髓經究竟起於何時莫衷一是，一說為達摩（印度禪僧，北魏時隱於嵩山少林寺），或說出於道家（戰國時莊子已有「熊經鳥伸、吐納導引」之說）。代遠年湮，從無定說。此經顧名思義，謂清洗腦脊髓之濁，達於清涼，所謂內練精氣神，較之易筋之外練筋骨皮者，更進一層也。

　　布公學寬字子容，為近代形意拳大師。既受其師車毅齋先生之傳，授徒教學，譽滿全國，又得洗髓經之真傳，時加鍛鍊，以故至耄耋之年，尤能形神健壯，不減當年，望之如神仙中人。

　　其子華軒、秉全於洗髓經既得其傳，又在其基礎上博採眾長，勤修苦練，後又增加了內功按摩，以及形意拳五行六象及呼吸吐納諸術，廣設點站授徒練習，在太原即有二十餘處之多，十餘年如一日，全省及全國亦有慕而學之者。由於簡單易學，又需一定之

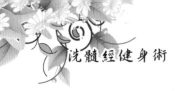

時間、力度，練畢微微汗出，精神頓爽，多年痼疾，一旦消除，此所謂有病醫病，無病健身，老弱病殘無不相宜也，其效果之佳勝於他術，有口皆碑，不需贅也。

今其子援強幼而好學，繼承先志，又欲在其基礎上做理論上之發揮，使學此術者，不僅知其練法之宜然，而且亦知其所以然，做更進一層之造詣，收更好之效果，寫成《洗髓經健身術》一書，問敘於余。余既嘉其志，又愛其術，因為之說以歸之。未審高明以為何如也！

　　　　一九九五年春太谷八八翁吳連城寫于文廟寓所

（吳連城先生，1907—1995，山西太谷人，著名學者，山西省博物館研究員，中國書法家協會會員，山西省書法家協會名譽理事，布學寬先生的學生）

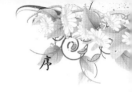

序

　　布學寬先生係家父，離開我們近40年了，駕鶴時已享九六高齡。家父在世時，畢生精力於文治武功，孜孜以求，寒暑不輟，言傳身教，誨人不倦，可謂桃李滿天下，高足遍海內。《洗髓經健身術》即是他老人家集切身的實踐與體悟，融匯古代武學典籍《易筋洗髓經》，結合形意拳修習的特點，總結創編的一套系統科學、結構合理、功法簡單、理論通俗、寓繁於簡、效果顯著、簡單易學，既適合普通大眾健身，又是形意拳內功修習的功法。

　　早在20世紀80年代初，《洗髓經》就已刊行於世，至今已近三十年。今逢盛世，為了全民健身活動的需求，犬子援強在原洗髓經的基礎上，重新進行了整理和編寫，融進了自己幾十年來研究、練習的體悟，極大地豐富和完善了洗髓經健身體系。值此出版之際，為感懷先父養育之恩，授藝教化之德，吾略述數言，以寄託對先父的緬懷之情。

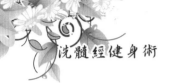

自形意拳名家布公諱學寬先生創編的洗髓經健身法問世以來，經過近一個世紀的實踐，證明其不但適合廣大武術愛好者增強內功和實戰技擊能力，亦十分適合大眾養生健身、袪病強身、益壽延年的追求。目前，洗髓經已成為極具地方特色的群眾健身活動和形意拳內功修煉方法。

1992年9月，原中華全國體育總會副主席，亞洲武術聯合會主席徐才先生到太原視察群眾體育工作時，曾專程到洗髓經總站視察。他饒有興趣地實作體會，在詳細詢問了源流發展情況及功理功法後，連連稱道：「功法簡單，功理易懂，值得推廣。」並題詞：「傳播傳統健身方法，弘揚中華民族文化。」對廣泛開展的洗髓經健身活動給予了充分肯定和高度評價。

1996年，在全國徵集體育健身方法活動中，經國家體委、國家教委、國家科委、國家民委、文化部、廣播影視部、衛生部、全國總工會、共青團中央、全國婦聯等十部委評審通過，確定洗髓經為向社會首批推廣的體育健身方法，並編入《中華體育健身方法》大型叢書中。

黨和政府對古老傳統文化、體育健身等方面高度

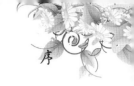

重視，2006年，將「洗髓經健身術」確定為非物質文化遺產保護項目；2007年「洗髓經健身術」被列為省級非物質文化遺產。特別是近年來，洗髓經健身術以其顯著的養生健身效果，備受廣大群眾的關注和厚愛，這也是我們將《洗髓經健身術》重新挖掘、整理、編寫出版的原動力，同時以償先父布學寬先生創編這一健身功法造福於民的宏願。

洗髓經健身術主要是圍繞脊柱進行顫動、屈伸、旋轉，並以此鍛鍊其韌性、強度的健身方法；同時，又是一種古老、科學的內功練習方法，是中華傳統文化的精髓。只要透過短期的持續練習，就可以感受到發自身體內部的陣陣溫暖和旺盛的生命活力。脊椎生理機能健康與否，直接影響人體生命品質，輕者周身不適、疼痛，活動受限，影響生活；重則導致偏癱、截癱、高位癱瘓或危及生命。習練洗髓經健身術能使全身得到運動，尤其是脊椎運動，能加強骨骼的活動、肌肉韌帶的力量，還能刺激人體中樞神經、交感神經，鍛鍊心肺功能，促進血液循環，提高人體自身的免疫力。

長期以來，洗髓經健身術得到了社會各界廣泛的

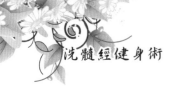

關注，得到了同門師兄弟和眾多高足廣泛的承傳和弘揚，也得到了各級政府管理機構的肯定。儘管如此，吾絕不敢有絲毫鬆弛與懈怠，雖早有再整理出版的意願，惜年事已高，力不從心，難遂我願，後見犬子援強有志於此，且付諸行動，余心方安。在《洗髓經健身術》重新整理、編寫的過程中，雖力求一絲不苟、盡善盡美，但也難免出現掛一漏萬的疏失，在此，吾誠祈海內外賢和、高明之士，不吝賜教和斧正。

布華軒

2009年草于龍城

（布華軒先生，1928年生，山西太谷人。中國武術七段。原為山西省武術協會副主席，山西省形意拳協會副會長，山西布學寬研究會顧問，全國千人優秀健身輔導員，太原市健身委員會委員，太原市形意拳協會顧問，太原市洗髓經健身總站名譽站長，晉陽形意拳社社長。擅長形意拳、太極拳、八卦掌、鴛鴦腳和洗髓經等健身養生功法，拳、功、術、技並重。著有《鴛鴦腳》、《鴛鴦腳制敵絕技》和《洗髓經》）

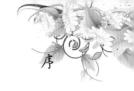

目　錄

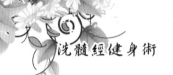

第一章 概 述

第一節 洗髓經健身術之淵源

在東方古老文明形成的歷史長河中，東方傳統養生學文化，在長期實踐的基礎上業已形成一個龐大的養生學體系，有著悠久的歷史，且深深地植根於民族傳統文化之中，如易筋經、洗髓經、八段錦、五禽戲等等養生學瑰寶，早在我國歷史上就已成為古典養生學文化。

易筋經和洗髓經是我國古老的傳統健身術之一，作為內功功法是姊妹篇，也合稱《易筋洗髓內功經》，相傳為達摩所創。但究竟是何人所創，是何人所傳，成譜於什麼時代等等問題，至今仍然是學術研究者們沒有破解的一大難題，對其淵源的考證與研究、看法也大相徑庭，更沒有一個最終的結論，儘管

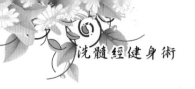

如此，《易筋洗髓經》在中華傳統武術文化和養生學文化中，仍然產生了極其深遠的影響，為民族傳統武術文化和養生學文化的發展，奠定了堅實的基礎，不失為民族傳統武術文化和養生學文化的典籍。在清末民初，由山西著名武術家、形意拳大師布學寬先生創編的洗髓經健身術就是一個成功的例證。

布學寬（1876—1971），山西太谷人氏，從學於著名形意拳家車毅齋先生，拳學造詣深不可測，意達無我，功達化境。他平生以求真求實為第一要旨，其文治通曉古今，學識淵博；其武功博採眾長，融會貫通，不但稔熟奇經八脈、導引之功法，更加通曉陰陽、動靜、天人相合之竅要，一生重視健身養生，對易筋、洗髓的研究，造詣頗深。

他創造性地把《易筋洗髓經》的理與法，與形意拳譜中的「易筋、易骨、易髓」理論的內功功法修煉的理與法，進行了科學的實踐、運用和有機的結合，並有效地融於形意拳的理、法、術、功體系中，成功地創編了一種嶄新的內功修煉功法——洗髓經健身術，極大地豐富了形意拳內功功法的體系。

昔年先生潛心研讀《易筋洗髓經》原文本意，在

長期的修習過程中，透過切身的體悟、認知、實踐和總結，最終徹悟了人體腰椎、脊柱在人體養生與健身過程中的重要作用。

先生常說：「人體的脊樑骨，就像房屋的大樑一樣重要，脊樑骨若粗壯、柔韌、健康，體質就會強壯、健碩，反應自然機敏、靈活，對強身健體、延年益壽、武術動作的屈展、發勁等都很有助益。」

先生為使後學者明瞭通曉《洗髓經》之要義，通俗地解釋為：洗是洗衣的洗，有上下搓動的意思；髓是脊髓、腦髓、精髓的髓；經是鍛鍊的方式方法。也就是說，洗髓經健身術是一種上下活動人體諸髓的修煉方法。據此，他獨闢蹊徑，結合教練形意、八卦、太極等內功拳術的實踐體會，圍繞「洗髓」一詞的含義，創編出一整套以身體腰椎脊柱的蠕動、顫動、彎曲、伸展、擰轉等為主要內容的健身方法，「以期清虛其內，輕鬆其體，神氣運用，圓滑無滯，身體動轉，其輕如羽」。

這套功法，取洗髓字意，探幽發微，其創意立法完全符合當今解剖生理學之根本原則，符合強健身體中華之中醫學理論；再者，這套功法，亦完全符合習

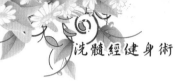

練傳統武術拳、功、術、技的鬆柔求勁、勁從腳起、脊背催動、曲中求直的理法和內涵，即合於利用腰椎脊柱的伸縮發勁的基本原理。

這一經過長期實踐檢驗的武學理論，充滿了豐富的內涵和廣博的意象，只要虛懷若谷地領悟、求索，持續地實踐和體驗，將從中獲得裨益。

布學寬先生從1894年起，從車毅齋大師學習形意拳後，盡得大師之拳學精要和神髓，終成為車毅齋大師為數不多的高足之一。先生在全面繼承先師拳學精要和神髓的基礎上，創立獅吞手、洗髓經健身術。先生學成後開門收徒，他破除拳學界的陳規陋習，把自己嘔心瀝血創編的洗髓經健身術糅於形意拳傳統練法之中，傾囊相授。其傳人無不形成了以身靈勁整、柔化見長的形意拳獨體的風格特點，影響並培養了幾代形意拳後學，對傳播、發展、完善形意拳作出了不可磨滅的巨大貢獻。

先生一生體、用、悟兼收並蓄，以神意引領腰椎、脊柱的柔韌，使獅吞手技藝得到了淋漓盡致的發揮，被譽為先生的絕技之一。先生一生始終重於洗髓經修煉與戲玩，寒暑不輟，其96歲高齡仍然關節靈

活、氣血暢通、神台清靈，先生健碩的體魄一直受到學習洗髓經健身術的人們的仰慕。洗髓經健身術的廣泛傳播，充分體現了布學寬先生坦蕩無私的襟懷和甘願奉獻的人格修養，洗髓經健身術的創造是其為人類的健康事業無私奉獻的歷史見證。

隨著洗髓經健身術的深入推廣和廣泛傳播，一度曾有人提議將洗髓經改為布氏健身法。但先生認為，還是沿用「洗髓經」名稱好。一是創編的依據，是受到洗髓二字的啟發而來，但原文並無這些具體的練法姿勢；二是這套練法理論，更符合洗髓一詞之意。

先生創編洗髓經的可貴，不僅在於他苦心鑽研，繼承古法，更難得的是他在當時的環境下，大膽發揮，提出新意。人們之所以十分敬重他，不僅僅在於他深妙莫測的武學修養，更重要的是他人格高尚，人品謙和，一生對新藝的孜孜以求，對拳理、拳法從哲理到身心的領悟和巧妙運用，以及由妙悟而識道，技臻化境的自我完善。

洗髓經的健身性，為人民大眾的身體健康奠定了基礎，得到了社會的認可；同時，在拳學領域，也具有一定的指導意義。

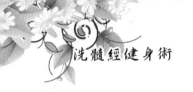
第二節　洗髓經健身術的健身原理

　　洗髓經功法的創編和發展，無疑豐富了全民健身活動。隨著時間的推移，這套功法也逐步得到完善，並對健身習武起到了獨特的功效。

　　我們要想深入地瞭解洗髓經的健身作用，首先必須明瞭人體生理結構及功能作用。洗髓經功法側重於鍛鍊身體的兩個系統，即運動系統和神經系統。

　　脊柱作為運動系統的主要部分，位於背部正中，是軀幹的中軸，由33塊椎骨連接而成，除有支撐和運動功能外，還參與構成胸腹盆腔的後壁，有保護腔內臟器等功能。

　　我們從側面觀察脊柱，可以明顯地看到脊柱的四個生理性彎曲，即頸曲、胸曲、腰曲和骶曲。頸曲、腰曲凸向前，胸曲、骶曲凸向後。這些彎曲起著增強脊柱彈性的作用，可減輕對腦和臟器的衝擊和震盪。而脊柱中的脊髓又蘊藏著大量的神經元，連接腦幹、腦皮質等神經中樞。

　　一方面，控制調節各器官各系統的生理活動，使

其彼此聯繫，相互協調；另一方面，借助感受器，接受外界變化刺激，迅速而準確地調節各生理系統的活動，使人體與外界環境保持相互作用。可見，在人體生命活動中，運動系統、神經系統起著非常重要的作用。

伸脊洗髓的脊背鍛鍊，使脊柱伸拔，粗壯有力，腰板挺直，背活腰靈，脊髓通暢；同時，也可不斷地整復脊柱的輕微變形，調整氣血筋肌、勁力消長。

中醫經絡學說認為，腰椎脊柱是督脈經過的方，亦即精髓升

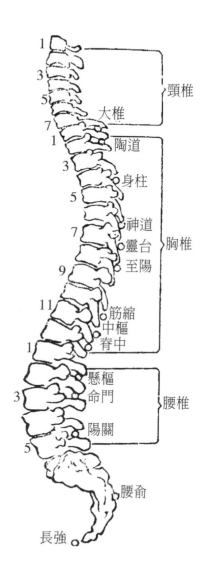

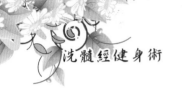

降的道路。督脈貫脊屬腎，腎為先天之本，精髓之源泉，身體能源之基地，它具有藏精主骨生髓而通於腦的作用。因此，加強腰椎脊柱的鍛鍊，能變化人之氣質，修先天之本，使任督二脈流通，強身固精，使骨、髓、腦三者均充實健壯，元氣旺盛，精力充沛。精氣足，則可不斷地補益腦髓，健康中樞神經系統。可以說，洗髓經是鍛鍊人體最高司令部──大腦的良好體操。

從生理解剖的觀點看，伸腰展背的腰背鍛鍊可抵抗肌肉萎縮，促進脊柱柔韌靈活，並能促進腹腔的血液循環，改善腸胃功能，調理脾胃，增進食慾，強化後天之本。

由於在鍛鍊中強調提肛收腹，尾閭捲提，自然而然會引發元氣鼓蕩、蒸騰，溫暖下腹丹田，進而起到強腰壯腎、固元養生之效應；同時，也具有扶直脊椎、暢通脊髓、調和氣血、加強新陳代謝的作用。因此，鍛鍊一條強勁而有力、富有柔韌彈性的脊樑骨，是保證健康的關鍵，是養生的妙方。

在圍繞腰椎脊柱的鍛鍊過程中，由於腰背的顫動、伸展、彎曲，對足掌和手掌也有著相應的要求。

腳掌著地用力，踩蹬一鬆一緊，對腳掌自然而然產生一種按摩效果。

因為腳底是人體穴位、經絡分佈密集的部位，由足底產生的反作用力，不但可以增加其彈性，而且對全身經絡也是一種很好的保健按摩，對治療和預防某些疾病大有好處。

同時，透過甩臂及手指的屈伸活動，既可以鬆活肘、肩等關節，又可以促進人體經絡的暢通，對人體中樞神經系統起到良好的調節作用。

隨著年齡的增長，中年以後，身體機能逐漸衰退。到了老年，主要表現為腎虛腎虧、肌肉萎縮、腿腳不靈、動作遲緩，而洗髓經則是有效延緩這些衰老症狀的運動方法。如能長期堅持洗髓經鍛鍊，自然會收到脊柔軟、髓通暢、延年益壽享健康的效果。

由於社會的不斷發展，腰椎和頸椎病漸漸成為目前發病率較高的疾病。

針對頸椎、腰椎的治療方法主要有打針、吃藥、按摩、牽引、手術等，其實加強鍛鍊才是更主要、更積極的方法，而洗髓經健身法就是針對腰椎脊柱進行綜合鍛鍊的有效方法。

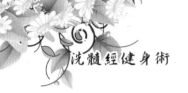

第一，加強了脊柱周圍肌肉的鍛鍊，使肌肉粗壯有力。

骨骼一經長成，一般不會發生太大的變化。腰椎脊柱也同樣如此。而肌肉則不然，經常鍛鍊就可以變得粗壯有力；不常活動的肌肉則會軟弱無力，甚至出現萎縮。對腰椎脊柱進行有效的鍛鍊，使周圍的肌肉與骨骼的力量得到增強，即握骨力增強，就像鋼筋外面包裹了混凝土，增強了整體的承受能力，成為堅韌無比的「鋼筋混凝土」。這其中鋼筋就是骨骼，混凝土好比是肌肉。

肌肉握骨力增強，能有效地防止頸椎及腰椎等的間盤突出、骨質增生、骨質疏鬆，以及肌肉的拉傷、扭傷和勞損。

第二，減少不良姿勢造成的傷害。

長期伏案工作或從事單一工作的人，大多患有頸椎、腰椎疾病，比如頸椎增生、腰椎增生、間盤凸出壓迫神經、肢體麻木、椎管狹窄等。

如果能起來活動一下頸部，做個頸部旋轉；活動一下腰部，做個腰部旋轉，立刻就會感到輕鬆了許多，這實際上就是改變了腰、頸椎脊柱周圍肌肉的受

力方向，使緊張許久的肌肉得到暫時的放鬆，使脊柱
周圍的血液得到循環。

**第三，腰椎脊柱刺激著中樞神經，中樞神經連動
著四肢百骸，加強腰椎脊柱的鍛鍊，同時也是對四肢
百骸的鍛鍊。**

在腰椎脊柱周圍佈滿了中樞神經，就像資訊交通
網絡的主幹道，縱橫交錯連通著若干分道、支道、
小道和細道。中樞神經的道路受阻則影響著整體的暢
通，影響著身體健康，所以，對腰椎脊柱的鍛鍊也是
疏通神經、整理經絡。比如，在感到身體不適、渾身
無力、精神萎靡時，全身放鬆，進行有節奏、有規律
的擺動、扭動、顫動、抖動等，就像拎起衣服的領子
進行整理，有助於身心的恢復。

**第四，腰椎脊柱的鍛鍊對內臟功能能起到很好的
按摩作用。**

中醫學告訴我們，督脈行於背部正中的脊柱上，
能總督一身之陽經，是「陽脈之海」，與腦、脊、腎
有著密切聯繫。在腰椎脊柱的周圍還有許多穴位，針
灸師或按摩師在相應的穴位進行針灸、按摩、拔火罐
或刮痧等，可以治療許多內臟病，能得到治療和被動

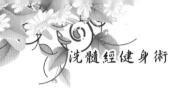

按摩的作用。而自己主動對腰椎脊柱進行鍛鍊比被動按摩和治療的效果更好。

洗髓經這套功法，由洗髓（十八式）、洗臟腑（五行六象）、洗頭面部（自我保健按摩）三部分內容組成，它們有內在的相互聯繫，在練法以及效果上各有側重。其方法都是透過肢體的外動，有量、有法、有效地帶動體內各個部位，內外緊密結合，促進氣血疏通，加快血液循環，從而保證人體各部位（特別是大腦與心臟）所需營養的充足供應。這就可以進一步加強人體組織細胞的新陳代謝，以達到有病治病、無病健身、增強體質、延年益壽的目的。

第三節　洗髓經健身術的內功原理

洗髓經作為健身功法，並無技擊性可言。但從洗髓經的練法中，可揣摩、體悟合於實戰拳法的發勁原理。

我們知道，武術是一門人體科學。技擊之巧，全在於手法、步法、身法的靈活應變。因此，必須訓練實戰意識，訓練人的神經系統，修煉氣的品質，整合

內勁功力。而洗髓經的修煉思想，對求勁之法則是一種開悟和積極有效的訓練。

在武術界，各門各派都講勁力。而求勁之法首先在於求鬆求柔。洗髓經鍛鍊，就是要克服全身關節、器官的僵硬、緊張狀態，訓練骨骼筋肌的協調。在緊而不僵、鬆而不懈、全身放鬆的基礎上，慢慢練出柔和的身體，激發內功潛能，在身心整合的過程中自然而然獲得勁力。

這種合乎人體自然生理反應的鍛鍊要循序漸進，細心體悟，經過量變自然會達到質變。

人是直立行走的脊椎動物，從生理結構分析，脊樑的粗壯、柔韌，直接關係到身體健康和勁力發放的效果。

洗髓經鍛鍊，透過脊樑骨的伸展（即脊椎33個骨節的上下伸拉），會使筋肌收縮產生彈性，脊背有效拉長。各種發力動作都由脊椎催動而產生。脊柱越靈活，筋骨肌肉越有彈性，產生的勁力就越大。

也就是說，訓練脊背的圓撐而挺拔，提高脊椎中和而無礙的通透性，丹田勁力就會有效地發揮出來。從自然界動物的身上，我們不難領悟到這個道理。如

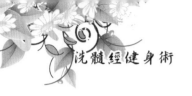

果我們仔細觀察就會發現，凡是兇猛、靈敏的野獸，身體都是非常柔軟和富有彈性的，尤其是脊背功能很強勁。

洗髓經圍繞脊柱抻筋拔骨，柔身煉氣，疏通脊髓，提高了靈敏性，但還需特別注意腳掌力量的反彈勁，這也是鍛鍊整合勁力的方法之一。腳掌是人體勁力之根源，是啟動勁源的樞紐。腳底發勁是以神意引領腳掌對地面踩蹬而產生的反作用力。如果沒有著力點，再大的勁力也不容易發揮。因此，腳的靈活，步法的熟練，身法的變化，勁力的本源，全在於腳掌著力點的應用。鳥蹬足飛升，虎躍蹬撲食，田徑短跑的起跑蹬勁，都是在運用著力點。

體現在散打中，腳動則身動。勁源的啟動，重心的平衡，變化之妙全在於腳的一舉一動。所以，有意識地體悟腳著地的勁力，具有舉足輕重的作用。鬆肩正脊提尾閭，背脊伸拔腳蹬地，貫通脊柱通任督，神意領先掌勁出。

第四節　洗髓經健身術的要點

一、四個協調

手眼身步的高度協調，動作姿勢的準確到位，這就是我們在練習中反覆強調的四個協調。

1.手眼協調

眼為先行，有洞察之靈，重要的是要有「神」，即注意力高度集中。「眼無神，拳無魂」。手眼協調就是講眼神、心意、手法同時協調到位，這既是基本要求，也是鍛鍊的目的。

透過手眼配合，還可鍛鍊自身的靈活性、敏捷性。從技擊角度講，眼還是測量對方遠近距離，攻擊力點、力矩、力臂及勁力大小的「尺度」，作用於肢體，即可產生制敵有效的技術。

2.兩臂協調

即要求兩臂的收縮開展同時進行，不能單臂孤立運動。如五行之崩拳，一拳往前是發勁，另一拳往後則是拉勁，兩臂帶兩拳同時進行。

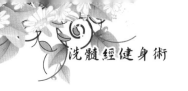

兩臂協調，一是保持身體運動中的平衡；二是體現運動中的勢均勁整；三是兩臂收縮、開展，不同強度、不同方向的協調運動可使內臟功能得以加強而起到健身之作用。

3.上下肢協調

即手到腳到，手、腳密切配合，協調運作。它可使周身之勁發於腳下，從而形成全身協調的整勁，增大運動量，促使內臟協調運動，達到鍛鍊之效果。從技擊上講，形意拳講貼身近打。「打人如親嘴」，說的就是腳到位才能貼身，才能進身。譜云：「足踏一指，拳打一寸，手足齊到藝才為真。」

4.內外協調

外指四肢、軀幹，內指氣、意等，即要求軀幹、四肢的外形動作與呼吸、意識的高度協調。一般強調自然呼吸，避免故意運氣，產生不良效果。

當你在運動中不自覺地呼吸時，會發現自主呼吸是有規律的：凡是收縮的動作會吸氣，開展的動作則是呼氣。在鍛鍊的初級階段若將這個規律在運動中逐漸有意識地進行協調配合，即達到了呼吸與動作的內外協調。

　　以上四個協調僅僅是一個簡單介紹，在後面，我們還將配合動作加以詳細說明，希望大家用心領會。

二、練法要點

　　洗髓經健身術大體上分為四個組合。

　　一是簡易的自然站樁。由上而下，放鬆入靜，調理身心。

　　二是由下而上的腿、腰、頸三部位的活動。啟動腿腳勁力，調動腰身能量，暢通頸部血流。

　　三是腰、脊顫動。由腳的踩蹬，腿部的屈伸，兩臂的甩動來使腰、脊產生有節奏的顫動。

　　四是靈活腰身。圍繞身體脊柱的彎曲、伸展、旋轉來靈活腰身。

　　練習時要掌握以下幾個要點：

1.鬆　靜

　　練洗髓經先站樁，以放鬆、入靜為宗旨。有道是「要把骨髓洗，先從站樁起」。其站法是兩腳平行站立，與肩同寬，兩臂自然下垂，兩手微屈，兩腳抓地，體態和融，自然放鬆，平心靜氣。身體前後左右兼顧，從上而下，依次放鬆。要求心無事，神安詳，

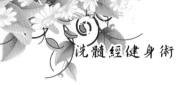

身正直，氣舒暢。

在放鬆意識下，慢慢體會清水淋浴從頭流到腳的感覺。

2.舒　展

洗髓經鍛鍊，所有的伸展動作都要極力地舒展，儘量抻筋拔骨，猶如剛剛睡醒伸懶腰。以姿勢的舒展，來體會身心的舒展。

3.限　停

限是極限，即動作的最大幅度；停是停止不動的意思。也就是說，當洗髓經的伸展、旋轉動作達到一定的幅度時，要有暫態的停頓。

這種勁力的舒展、放鬆姿勢，有利於韌帶、筋腱、肌肉的拉長和富有彈性。

4.協　調

洗髓經鍛鍊，要求動作柔和協調，快慢相間，靈活自如，克服緊張與僵硬。動作舒緩，以利筋肌伸展放鬆，從柔和中求靈活。

5.洗　滌

洗髓經鍛鍊強調一個「洗」。從意思上講，即是以愉快的心情，「升清降濁」的意念，以手抖動的放

鬆動作從頭到腳，依次把濁氣，即浮躁、疾病、邪念等不利於身心健康的各種廢氣，統統排出體外，自上而下地洗心滌慮。

6. 適　量

由於每個人的身體素質不同，運動量的大小也要因人而異，適量掌握。量太小不起多大作用，過量超負荷又有損健康。因此，無論靜養還是動養，都要適量。

三、注意事項

1. 洗髓經一次可練較長時間（一般晨練都安排在45分鐘左右），也可分成幾次，每次練習較短的時間。當工作或生活特別緊張的時候，只要有幾分鐘的空閒，就可以做上一個或幾個動作，放鬆一下緊張的肌肉，以緩解疲勞。

2. 練功時，最好選擇空氣清新、安靜的場所進行。

3. 動作範圍、幅度要量力而行，要以柔韌、舒適為宜。所有的舒展動作都儘量抻筋拔骨，以姿勢舒展來體會身心的舒展，就像剛剛睡醒伸懶腰一樣。但不要勉強去做，當你伸展至個人極限或感到舒適的程

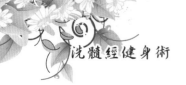

度，就可以了。

　　因生理或疾病而限制了動作的習練者不要著急，隨著練功時間的推移，情況會越來越好。

　　4. 練功必須保持一定的運動量。運動量的大小因人而異，運動時間一般不超過60分鐘，至微微發汗、發熱即可。

　　5. 練功時要心平氣靜。不要在心情不佳時練功。若心情欠佳，應先放鬆，做幾個深呼吸，調整一下情緒再練功。

　　6. 練功時要做到身體放鬆和精神放鬆。身體放鬆是指皮膚、肌肉、筋骨放鬆，利於氣血暢通無阻，在放鬆狀態下，慢慢體會清澈泉水從頭上緩緩流向腳底的清爽感。

　　精神放鬆是指思想必須集中，把注意力集中到練習上，仔細捕捉發生在身體內部的每一個變化，體會每一個感覺。

　　7. 彎腰下勢動作，頸部必須直起，以防血液湧至頭部，頭暈跌倒。特別是高血壓患者，更須注意掌握這個要領。

　　8. 練功時的呼吸採用自然呼吸，不要憋氣、努

氣，以自然舒適為原則。

9. 在練功過程中，能手指屈伸者都要做到手指屈伸，特別是在四個甩臂、顫腰動作中。這是此功法中獨特的健腦動作。

10.在練習過程中，如果有肌肉發生痙攣或抽筋，或身體某一部分感到特別緊縮或酸痛，即需進行輕柔的按摩。如果某個部位發生劇痛，應立即停止。

11.在練功中，可能會聽到或感到骨節中發出「喀喀」的聲響，只要不是扭傷就沒有關係，這是身體變得放鬆、柔軟的信號。

12.練功應穿寬鬆的衣服，去掉身體上妨礙練功動作的物品。

13.練功必須持之以恆。遇有大風、大雨、大霧等惡劣天氣，可在家練功，並保持運動量。在天氣正常的情況下，最好到附近輔導站參加集體練功。

實踐證明，在家練功干擾較多，大多趨於自流，不能堅持，因運動量不足，影響健身效果。

14.雖然洗髓經健身法對身體極為有益，並能治癒某些疾病，但患有嚴重疾病的人，絕不能忽視正規治療。

第二章　洗髓十八式

第一節　洗髓十八式行功圖解

洗髓十八式動作名稱：

一、劈腿揉膝	十、鳳凰展翅
二、勾腳揉膝	十一、猛虎撲食
三、屈膝下蹲	十二、回頭望月
四、轉動腰胯	十三、撥雲見日
五、頸部旋轉	十四、單臂甩動
六、前後甩臂	十五、柳樹盤根
七、彎腰抱腿	十六、翻江倒海
八、交叉甩臂	十七、風擺荷葉
九、海底撈月	十八、吐故納新

預備式

　　身體直立面東（圖2−1），兩腳左右平行順直站立，與肩同寬。兩臂自然下垂，手心向內，手指向下。口唇自然閉合，舌尖輕抵上齶，呼吸自然平穩，兩眼平視前方，十趾抓地（圖2−2）。

　　【要點】

　　⑴ 站定姿勢，不要急於練功，要達到思想集中、全身放鬆的最佳狀態。拋棄雜念，情緒安定，精神內守，不受外界事物干擾。全身從上往下沿頭、

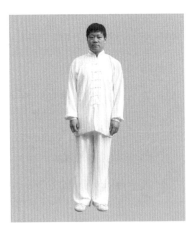

圖2−1

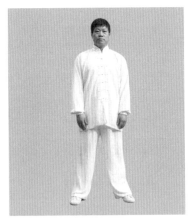

圖2−2

腦、頸、肩、背、胸、腹、臀；肘、腕、指；腿、膝、足、趾等順序，筋骨皮肉關節逐一放鬆。

(2) 呼吸自然、平穩，不憋氣。此時意、形雖是鬆、靜、自然，但體內蘊含有無限生機，上、下、內、外達到了協調和統一，使氣血更好地進行循環和新陳代謝，起到「洗心滌慮，清虛洗髓」的作用。這樣神志安詳，意靜心清，方不失「洗髓」之真諦。

(3) 做到鬆、靜、自然後，再以意行氣，氣沉丹田（位於臍下一寸），而後降至湧泉穴（湧泉穴位於足底中，足趾屈時呈凹陷處）。十趾抓地，如大樹生根，「根深固本，本固梢榮」。舌尖輕抵上齶，可使任脈氣血疏通，同時利用浮氣下沉，以意行氣。

預備式動作雖然簡單，但它是全套功法的開始和基礎，按要求，結合要點仔細體會，才能使此套功法充分發揮出鍛鍊身體、祛病延年的作用，因此，不可等閒視之。

第一式　劈腿揉膝

1. 由預備式，右腿向右側邁出約半步，兩腳間距約 80 公分。兩腿伸直，上體前屈，兩手扶兩膝。然

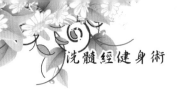
後，左腿微屈，右腿伸直，上體重心移於左腿（圖2－3）；然後變為右腿微屈，左腿伸直，上體重心移於右腿。這樣左右揉按腿數次。

【要點】

(1) 此式是為下一個動作做活動準備，以防腿部筋、肌、骨等拉傷。此動作為高勢，適用於初練者，或年老體弱、有疾病的人練習。

(2) 頭、頸、身、軀幹要保持正直。重心移動時，頭隨身體方向轉動，眼平視。兩手扶膝時手指向外，並隨重心移動，兩手有節奏地揉按腿膝部。

2. 上式不停，慢慢下蹲，成左腿彎曲、右腿伸直的右仆步（左腿屈膝全蹲，全腳著地，右腳伸直平鋪稱右仆步，反之稱左仆步）。然後，右手揉按膝數次，眼平視右前方（圖2－4）。

3. 上體慢慢向右移動，成右腿彎曲、左腿伸直的左仆步。然後，左手揉按膝數次，眼平視左前方（圖2－5）。

4. 左右劈腿揉膝各二十次，然後，兩腳併攏成立正姿勢（圖2－6）。

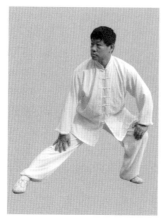 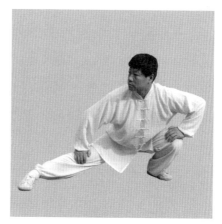

圖 2-3　　　　　　　　　　圖 2-4

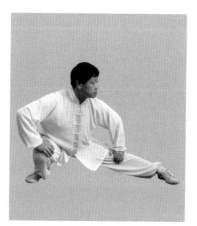 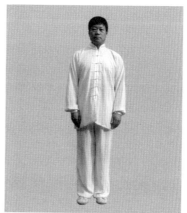

圖 2-5　　　　　　　　　　圖 2-6

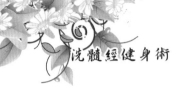

【要點】

(1) 練習一定要先易後難，先是高勢子，而後是低勢子，先高後低，遵循循序漸進的原則，逐漸增大難度，增加運動量，有意識地使腿關節、肌肉、筋骨鬆開，儘量放展、伸長，使其韌帶拉長，充分感受兩腿大筋的變化。

(2) 左右仆步時，腳側弓面與腿膝成 90°，儘量使全腳著地。屈膝腿的腳也應全腳著地。

(3) 按揉膝時，手稍微用力向下顫動；同時，帶動腰部及上身，使韌帶產生一鬆一緊的伸縮變化，達到自己能達到的柔韌和能忍受疼痛的程度。

【功效】

這個動作可使兩腿更強健，對於預防和治療關節炎、腿抽筋和坐骨神經痛等有很好療效。它還有助於刺激胃腸系統的蠕動，說明消化，還可減少腰部脂肪。

第二式　勾腳揉膝

1. 左勾腳揉膝。由站立姿勢，左腳向左前方邁出一步，腳尖向上勾起，腳後跟著地，右腿微屈，左腿

伸直，上體向左前方彎曲。左手壓左膝，右手壓在左手上，眼視前方，兩手用力，由外向裡、由裡向外揉按數次（圖2－7）。

2. 右勾腳揉膝。接上式，左腳收回，右腳向右前方邁出一步，右腳尖向上勾起，左腿微屈，右腿伸直，上體向右前方彎曲。右手壓右膝，左手壓於右手上，眼視前方，兩手用力，由外向裡、由裡向外揉按膝數次（圖2－8）。

3. 左右勾腳揉膝各十次後，兩腳併攏，成預備姿勢（圖2－9）。

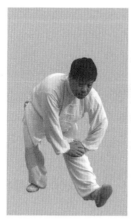 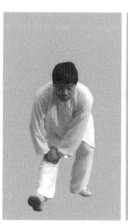 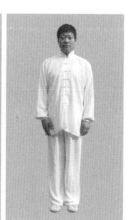

圖2－7　　　　　圖2－8　　　　　圖2－9

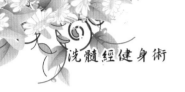
【要點】

(1) 勾腳時，腳尖要用力往回勾，並使腿繃直，才能將腿之大筋撐開。「一腿舒則一身舒」，只有把這兩條大筋撐開，才能使全身舒展靈活。

(2) 揉按膝時，上體要隨手用力微微起伏，使腿之大筋隨著起伏產生一張一弛的顫動，幫助筋骨漸漸舒展、伸長，在顫動當中體會從腳跟部到小腿、膝關節、大腿、腰臀、脊背、頸部韌帶、頸椎關節鬆—緊—鬆—緊變化所引起的感受。

(3) 練習時頸部必須直起，不能低頭、下栽。左右換腿時，身體不需站直，只要抽腿一換即可。

【功效】

這個練習對雙腿、背與腹部有好處。足是人體的第二心臟，腿腳靈活有力是人體活動之基礎。

此式的動作主要是改善腿部的血液循環和筋骨、肌肉的韌性、彈性，它使大小腿肌肉變得柔韌，並消除這個區域可能已經形成的痙攣（轉筋）毛病，改善腿部的供血，防止靜脈曲張等。

第三式　屈膝下蹲

1. 兩腿伸直，與肩同寬，左右手分別扶於左右膝上，兩手十指相對，挺頸，眼視正前方，向後壓腿（圖2－10）。

2. 屈膝下蹲，盡可能臀部下觸腳跟，頭抬起，眼平視前方，臀部上下顫動數次（圖2－11）。

3. 併攏兩腿，兩手扶膝，重複動作1、2。屈膝下蹲數十次，然後還原為預備式（圖2－12、圖2－13）。

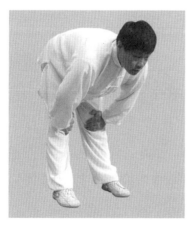
圖2－10

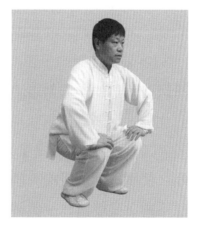
圖2－11

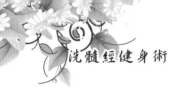

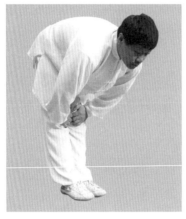
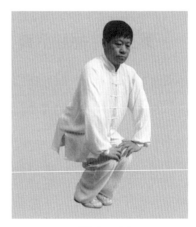

圖 2-12　　　　　　　　　圖 2-13

【要點】

(1) 此動作雖然簡單，但必須結合要領認真做。它是「浹骨洗髓」的基礎，因此不可輕視之。

(2) 身體前屈時，頸部要挺直，頭不要下栽，這樣可以使腦部的血液循環正常運行，同時，在練習中得到加強。這一點在每個身體前屈的動作中都要注意。

(3) 兩手扶膝、按壓開撐兩腿之大筋，要用力後壓，使腿後側的肌肉、肌腱拉伸、繃緊，然後透過屈膝下蹲，又使肌肉、肌腱得到放鬆、收縮。

(4) 下蹲時要儘量放鬆，腰部直立，上下活動，逐漸使臀部接觸腳後跟。年老體弱者在練習時，因腿

力不夠，往往感到蹲起困難。有些身體虛弱的人，蹲的時間稍長，站起時往往眼發黑，感到頭暈。這是因為在下蹲的時候，腿部及腹腔的血液被擠到胸腔和頭部，站起時因腹壓減小和地心引力的影響，使上體的血液突然下降，形成暫時性的腦貧血。

所以，在蹲下時可以多顫動幾次，不可急於求成。否則，欲速則不達。

【功效】

透過對脊髓以及骨髓的良好按摩和刺激，加強了兩踝、兩膝、雙髖、雙肩的力量和活動範圍，增進了體態的平衡和穩定，並矯正了不良姿勢，強壯背部肌肉群、雙髖及腿部各條肌肉，消除腰部多餘脂肪，並幫助消化和排泄。

第四式　轉動腰胯

1. 兩掌掌心托在腎俞穴上，兩手指扣壓腰眼處，眼平視前方（圖2－14、圖2－15）。

2. 腰胯由左向前、向右、向後順時針緩慢轉動數十次（圖2－16），再由右向前、向左、向後逆時針緩慢轉動數十次（圖2－17），然後停止，還原成預

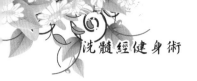
備式（圖2－18）。

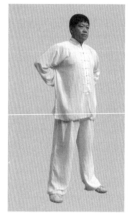
圖2－14

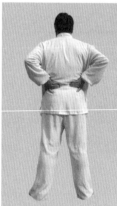
圖2－15

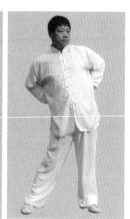
圖2－16

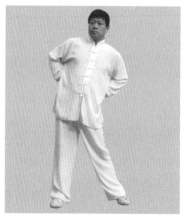
圖2－17

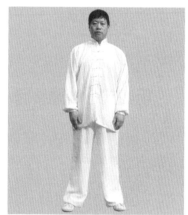
圖2－18

【要點】

(1) 動作時，上體要保持正直，要以腿部的重心移動來帶動胯關節。透過腰部的水平旋轉，膝關節的伸屈變化，來帶動脊髓上下運動。這是腰椎脊柱洗髓的關鍵環節。

(2) 中指按在腰眼處，掌托腎俞穴（腰眼：第四腰椎棘突下旁 3～4 寸凹陷處。腎俞：第二腰椎棘突下旁 1.5 寸處）。

(3) 轉腰時內勁運轉，使腰椎呈螺旋式上升或下降。

(4) 速度要緩慢、均勻，以鬆柔為主，適度為宜。

【功效】

腎位於腰部，在脊柱兩側，左右各一，是人體臟腑的陰陽之本、生命之源。腎氣虧則腰痛，腎氣充則腰強而有力。腰胯旋轉配以呼吸，對臟腑起按摩作用。這個動作有助於防止腰胯部位扭傷，也可消除腰部脂肪，減輕背痛和防止疝氣。

第五式　頸部旋轉

1. 由預備式，兩眼微閉，排除雜念，意守湧泉穴

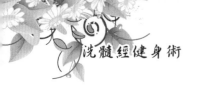

（圖 2-19）。

2. 上體正直，頭由前向下、向右、向後、向左慢慢轉動（圖 2-20、圖 2-21）。

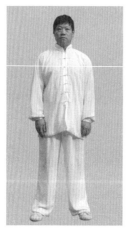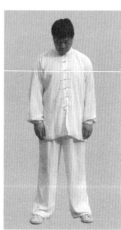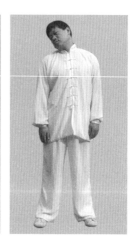

圖 2-19　　　　　圖 2-20　　　　　圖 2-21

3. 停頓片刻，再由前向下、向左、向後、向右慢慢轉動（圖 2-22、圖 2-23）。

4. 連續旋轉十次，還原到頭向正前。然後，反方向旋轉十次，停止。

【要點】

(1) 頭為諸陽之首，位屬至高，內含腦髓，以統全身。頸部是人體的重要環節之一，有著保護、支撐

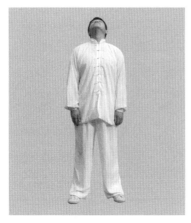
圖2－22

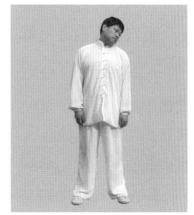
圖2－23

頭部及大腦的作用，既是氣血流通的樞紐，又是神經傳遞的要塞，因此要做到靈而活，不僵硬。

(2) 旋轉時不必用力，要鬆靜柔順，左右均衡，心平氣和，全身放鬆，這樣才能經絡通順，氣血暢達。

(3) 轉動幅度要盡可能大些，保持適度、自然。速度越慢越好。正反方向的轉動次數要相等。

【功效】

透過頸部旋轉，能放鬆並強壯頸部肌肉韌帶，從而保證這個部位的健康，預防、治療頸椎增生等一系列由頸椎引起的疾病，保證頭部氣血暢通，消除緊張，預防和減輕頭痛。

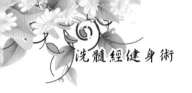

第六式　前後甩臂

1. 由預備式，兩腿
微屈，兩臂自然下垂，
手背向前，手心向後，
眼視正前方（圖2－24）。

2. 左手向前甩動，
手心向下，甩至肩平高
度；右手向後甩，手心

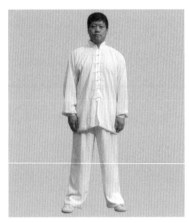

圖2－24

向上。同時，兩腿伸直（圖2－25）。甩動過程中，
兩手指要屈伸（圖2－26）。

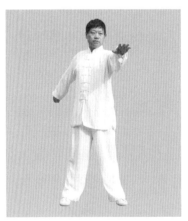

圖2－25

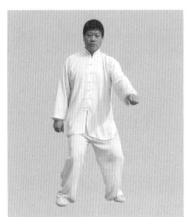

圖2－26

3. 左右手前後交替甩動，做數十次（圖2−27）。
然後緩緩停止甩動，還原為預備式（圖2−28）。

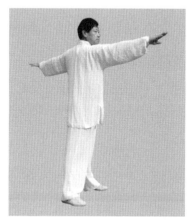
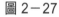
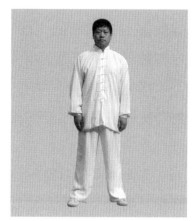

圖2−27　　　　　　　　　圖2−28

【要點】

(1) 手臂的甩動配合兩腿的屈伸是方法，腰部的
顫動則是目的，而臂、腿、腰、胯及頸部的協調是關
鍵所在。上身保持正直，脊背隨腿的屈伸、臂的甩動
做有節奏、自下而上的蠕動。

(2) 腿的屈伸與臂的甩動要適度。兩臂甩動幅度
不宜過大，前臂不超過頭部，後臂盡可能抬高，一般
不超過肩。

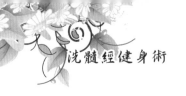
(3) 兩手指的屈伸在一上一下的甩臂過程中，對神經末梢起到一定的生理調節作用。在甩動顫脊過程中，氣血湧向手梢，使手指產生酸、麻的感覺。由屈伸緩解手指的關節、筋骨、肌肉和氣血流通，刺激中樞神經、腦神經，增強了神經調節功能。人常說：「十指連心」。由手指的屈伸，使大腦得到了鍛鍊，此乃洗髓經健腦強身的獨到之處。

【功效】

透過甩臂使肩臂部得到放鬆，更重要的是，透過臂動、腿動，帶動腰椎脊柱顫動，刺激和按摩中樞神經，使腹部內臟得到蠕動。此乃洗髓經健腦強身的獨到之處。

第七式　彎腰抱腿

1. 由預備式，兩腳比肩稍寬（圖2-29），上體前屈，兩臂自然下垂，兩手抱右小腿（圖2-30）。

2. 兩手依次儘量接近右（左）腳（圖2-31）。

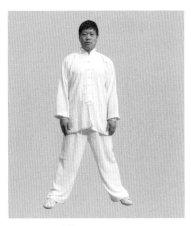

圖2-29

3. 然後，兩腿微屈，兩手從左小腿處伸臂展手，隨腰向右上方旋轉，伸腰展臂至頭上方。同時，腿繃直（圖2-32、圖2-33）。

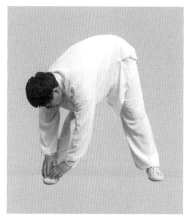

圖2-30

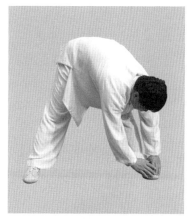

圖2-31

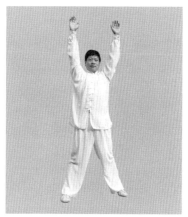

圖2-32

圖2-33

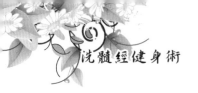

4. 兩臂繼續隨腰向左下方旋轉至左小腿處（圖2－34），兩手依次儘量接近左（右）腳（圖2－35、圖2－36）。

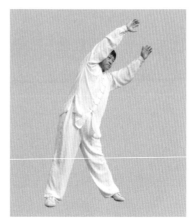

圖2－34

5. 然後，兩腿微屈。兩手從右小腿處，隨腰向左上方旋轉（圖2－37），伸腰展臂至頭上方。同時，腿繃直（圖2－38）。

6. 左右彎腰抱腿，各做數次，還原為預備式。

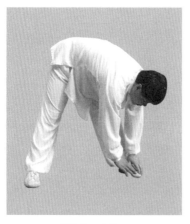

圖2－35

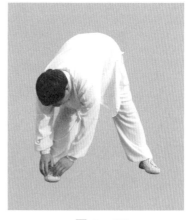

圖2－36

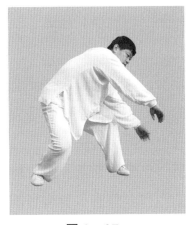
圖 2－37

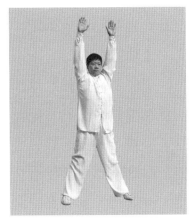
圖 2－38

【要點】

(1) 動作要緩慢進行，充分感受動作過程帶給全身的舒適、開闊之感覺。

(2) 抱腿是象徵性動作，並非要抱住腿才算，目的是身體接近地面，腿繃直，使腰背韌帶、兩腿大筋得到充分伸展、擴張。同樣，以手觸摸腳面的意義也在於此。但要因人而異，不可強求。

(3) 雖然身體彎腰下式，但頸部必須直起，做到自我感覺直起即可。身體直起上展時，眼要上翻看手，頭不可後仰。

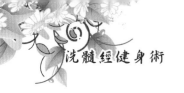
（4）腰部旋轉時要似一個豎起的螺旋，逐漸上升，上升到最高點時，兩臂、兩腿才能得到充分伸展。

【功效】

這個姿勢是強壯背部和腰部肌肉、韌帶，並使脊柱更加柔軟，由於脊柱區域的血流增加，脊柱神經得到了滋養，背部的酸脹等不適也能得到緩解。

對於腹部、盆腔器官以及消化系統來講，由於彎腰、伸展時，胸腹部受到壓迫和得到舒展，對胸腹部器官起到了按摩作用。

第八式　交叉甩臂

1.胸前交叉甩臂

（1）由預備式，兩腿微屈。兩手交叉於小腹前，兩手心向內，左臂置於右臂上，眼平視前方（圖2－39）。

（2）兩腿伸直。兩臂順身體左右兩側向上甩至與肩平，兩手心均向下；同時，腰部顫動，兩手手指屈伸（圖2－40、圖2－41）。

（3）兩腿微屈。兩臂向下甩動，交叉於腹前，左右手分別甩至胸前，高不過肩，手心向裡，手指要屈

伸（圖2－42）。

　⑷ 左臂壓右臂，右臂壓左臂，胸前交叉甩動數
十次。

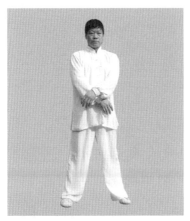

圖2－39

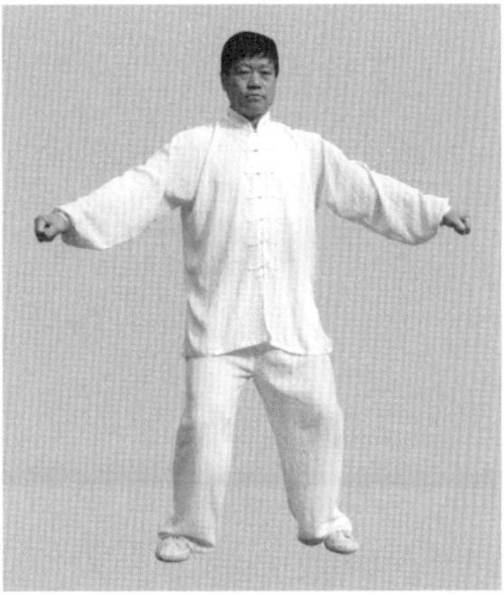

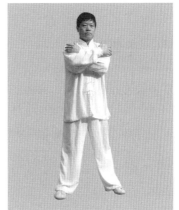

圖2－40

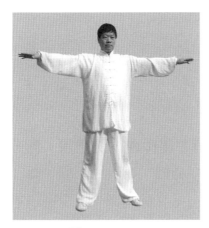

圖2－41

圖2－42

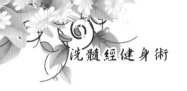

【要點】

⑴ 臂的上下甩動，腿的彎曲、伸展，頸的微屈、微伸要協調一致，腰部的顫動才能自然、輕鬆。開始做時不可急於求成，只有在逐步熟練後，達到全身上下整體一致，動作協調，方可收到好的效果。

⑵ 兩手掌心不要向上翻動，應隨臂自然擺動。

2.向裡交叉大甩臂

⑴ 兩腿微屈。兩手（手心向上）從身體兩側抬至肩平，交叉於頭部前上方時（圖2－43），伸腿展腰，眼向上翻，瞥眼看手。繼續轉動，左臂壓右臂（或右臂壓左臂），交叉下降至胸、腹部，動作完成。

⑵ 甩動過程中，兩手手指要屈伸（圖2－44）。向裡交叉大甩臂數十次。

【要點】

⑴ 兩眼隨手。手在上時，頭不後仰，眼瞥兩手；手在下時，眼平視前方。

⑵ 手在胸腹前交叉時，腿微屈，腰微塌，鬆、弛、縮；手在最高處時，腿伸展，腰挺直，緊、張、伸。在一鬆一緊、一張一弛、一伸一縮之中，體會全身肌肉、筋骨、韌帶的變化。

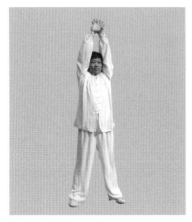 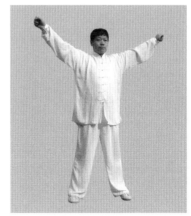

圖 2－43 圖 2－44

(3) 協調動作要求同動作 1 的要點(1)。

3. 向外交叉大甩臂（圖 2－45、圖 2－46）與動作 2 同，唯甩動方向相反。向外交叉大甩臂數十次，還原為預備式。

【要點】

(1) 兩眼隨手向裡交叉甩臂同動作 1 的要點(1)。

(2) 手向裡在胸腹交叉甩臂同動作 1 的要點(2)。

(3) 協調動作要點同動作 1 的要點(1)。

(4) 以臂的甩動帶動腰脊有節奏的顫動是此式的目的。

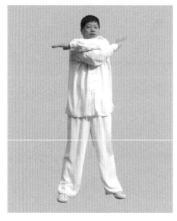
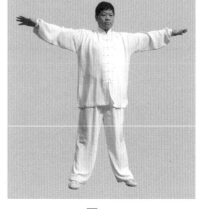

圖 2－45　　　　　　　　　圖 2－46

(5) 以上三大甩臂，手指的屈伸原理同第六式前後甩臂要點(3)。做好基本動作後，可加入手指屈伸動作。

(6) 交叉甩臂時，腰部可隨動作呈波浪式的起伏或做前俯和往返運動。

(7) 兩臂相交時，注意前後交替。

【功效】

這個動作對於緩解頸項僵硬不靈，兩肩或背部肌肉緊張有奇妙療效，並且能加快血液循環，伸展和強壯脊柱，有利於挺胸拔背。

第九式　海底撈月

1.由預備式，上體前屈，兩手順大腿後側（圖2－47）經兩小腿部下至兩腳上方，兩手儘量貼近地面，兩手手心向上，指尖相對。兩腿繃直（圖2－48）。

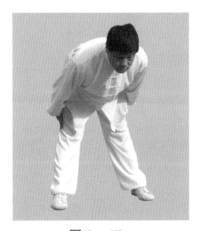

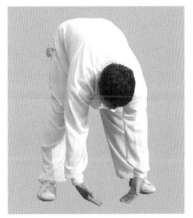

圖2－47　　　　　　　　　圖2－48

2.兩腿屈膝下蹲。兩手如搬重物一樣（圖2－49），兩手繼續上提至胸前，慢慢翻掌上托（圖2－50）。同時，兩腿及兩臂緩緩向上伸展，掌心向上，兩臂慢慢伸直，抬頭、挺胸、展腰、伸腿（圖2－51）。

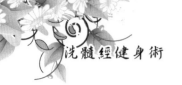

3. 掌心相對，指尖向上，眼上瞥手（圖2－52）。

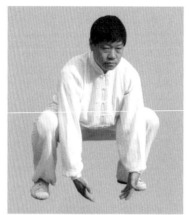

圖2－49

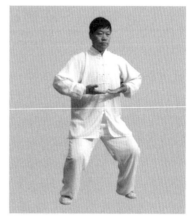

圖2－50

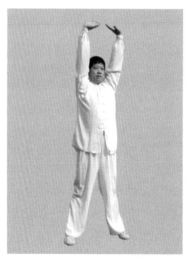

圖2－51

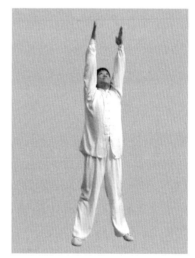

圖2－52

4. 手心向後，勾手下插，順頭後部至耳根向下（圖2-53），經胸側、腰背後（圖2-54）；上體前屈，兩手再順大腿後側下至兩小腿部。

5. 動作做數十次，還原為預備式。

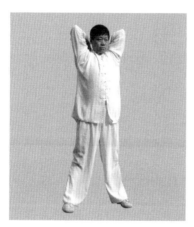

圖2-53

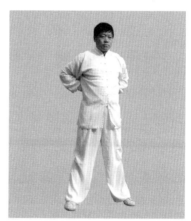

圖2-54

【要點】

(1) 手自體前上升至頂，勾手後下插至腳，是完成一個大循環。配合呼吸則是手自體前從下到上時吸氣，手自體後勾手下插至腿時呼氣。因為手自體前提起上舉，腹橫膈下降，小腹自然內收而形成逆呼吸，此時腹腔內臟器官受到充分的自我按摩；而手自體後

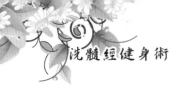

勾手下插至腿時，呼氣，上肢下落，橫膈肌向上鬆弛，腹壓較一般深呼吸要低得多，這樣改變了腹腔和盆腔內臟的血液循環。透過這個運動，使內臟功能得到了調理。

(2) 做動作 3 時，眼睛上翻一瞥即可，接下個動作，自頭頂（百會）後腦、耳根至脊髓（夾脊）節節下行到臀部（尾閭），彎腰後，再分別下行於大腿骨和小腿骨骨髓，直達腳底（湧泉），透過湧泉將濁氣排除。

所謂濁氣，是指邪、熱、風、寒等六淫之氣，經常練習後，似有甘露自上而下清洗過的感覺，頓感神清氣爽，此乃「浹骨洽髓」、「去濁留清」也。關於內氣運行，不可強求，以後會逐漸說明。

(3) 整個動作要儘量緩慢、柔順。翻掌上托時，脊柱要上提豎直，鬆肩伸腿展腰，兩臂伸直，儘量貼近耳朵，這也是筋骨、肌肉消除緊張的關鍵。

【功效】

透過手的運動，使氣血在不自覺中得到導引，從腰、大腿後側到腳，從腳循行到腹前，再從頭頂循行到背後再到腳，形成周天運行，使氣血暢通。拉伸、

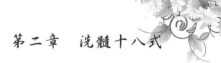

鬆緊背部肌肉，刺激脊柱神經，提升和下沉內臟器官，有益於健康。

第十式 鳳凰展翅

1. 兩腿開立，比肩稍寬（圖2－55），兩腿微屈。右臂微屈，手心向下，經體前慢慢抬高至頭部，左臂微屈，向前上方慢慢抬起至腹高，手心向上，眼視右手（圖2－56）。

2. 右手抬高過頭，身體隨右手從右向後扭腰，手向後伸向下按；同時，左手向前伸展（手心向上），伸腿展腰，眼視右手（圖2－57）。

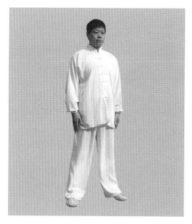

圖2－55

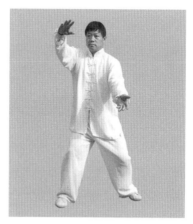

圖2－56

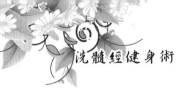
3.右手向下向前運動，身體隨右手向左旋轉、扭腰，左臂由體前抬至額前，手心向外，眼視左手。兩腿微屈（圖2－58）。

4.接上式，左手抬高過頭，身體隨右手從左向後扭腰，左手向後伸，手心向下按；同時，右手向前伸展（手心向上），伸腿展腰，眼視左手（圖2－59）。

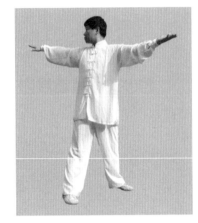

圖2－57

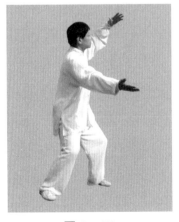

圖2－58

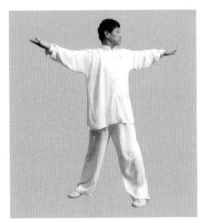

圖2－59

5. 動作重複數十次，兩手到身體兩側時慢慢還原成預備式。

【要點】

⑴ 扭腰、伸腿、展腰是鳳凰展翅的關鍵動作。它的作用是使脊柱產生橫向扭轉、縱向伸縮的變形，從另一個方向（角度）活動脊柱各個關節，起到轉骨擰筋的作用。

⑵ 伸腿、展腰時，身體要極力向外擴展，鬆肩、鬆胯、探臂、昂頭，腿繃直，頭上頂，腳抓地，意在頂天立地。相反，兩腿微屈，兩手交換轉腰時，身體極力向內屈、縮，兩臂、兩腿屈，含胸、裹臀，為伸腿展腰做好準備。

⑶ 兩手掌上托與下按和扭腰、伸腿、展腰的協調是做好動作的保證。

【功效】

此動作能強壯脊柱，刺激脊柱周圍神經，鍛鍊背部肌肉，對腹部器官有很好的保健作用。它能放鬆兩個肩關節，對駝背的人極有益處。它擴展胸部，增進深呼吸，對肺部有益，並增強人的平衡感。

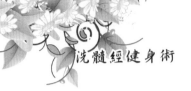

第十一式　猛虎撲食

1. 由預備式（圖2-60），兩腿微屈。兩手半握拳，拳心向上，提至腰部兩側。

2. 由拳逐漸變掌，掌心向後，慢慢順前胸上舉（圖2-61），兩臂逐漸伸直，兩掌上舉至頭部最高處，掌心向前；同時，伸腿展腰（圖2-62），眼上瞥手。

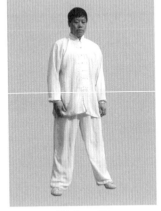

圖2-60

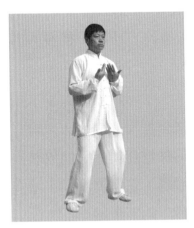

圖2-61

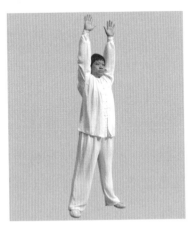

圖2-62

3. 兩腿伸直，身體前俯。兩臂向前下探，臂撲按伸直，至身體與地面平行（圖2－63、圖2－64）。

4. 然後，兩手由掌變拳收回腰間（圖2－65）。同時，兩腿屈膝下蹲。兩臂伸直，兩手由拳變掌向前下方撲按（圖2－66）。

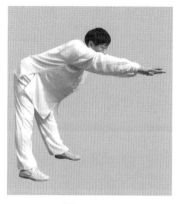

圖2－63

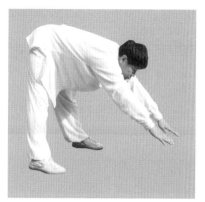

圖2－64

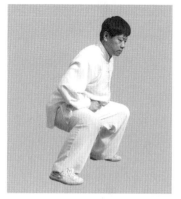

圖2－65

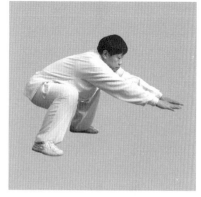

圖2－66

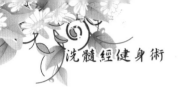
5. 兩手空握拳收回腹前（圖2-67），由下向上順胸前慢慢舉起（圖2-68），逐漸變掌。同時，兩腿漸漸挺伸。掌心向前，伸腿展腰，眼瞥上方（圖2-69）。

6. 以下動作同動作3、4。重複動作做數次，至動作5時，伸腿展腰後，兩手慢慢自體前落下，還原成預備式（圖2-70）。

【要點】

(1) 由動作3的兩臂向前下方探臂伸直到動作4的兩手撲出，應一氣呵成，表面上是手臂的一個往復，實際上是體內循環的一個強化。屈膝下蹲和手掌撲出應同時動作。蹲下時應採用半蹲式，手撲出後收回，

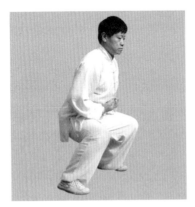

圖2-67

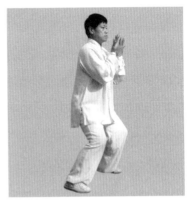

圖2-68

整個動作使臀部產生一個自上而下的被動的顫動，趁顫動起身，漸漸挺伸兩膝。

⑵ 做動作5，兩掌上舉至最高處時，應極力伸腿展腰。

⑶ 手上舉伸腿展腰後，兩掌心向前，身體保持姿勢不變，盡力向前探身、探臂，對脊骨進行抻筋拔骨，使脊椎節節伸展、放鬆。兩掌向下撲按時，鬆肩、鬆胯，進一步加強了抻筋拔骨的力度，此時應充分感覺脊柱關節、筋骨的變化。

⑷ 兩臂上舉時吸氣，使身體充分放鬆、擴展，手舉至最高處時，身直氣靜，眼上瞥。身體下俯時呼氣，眼隨手動。

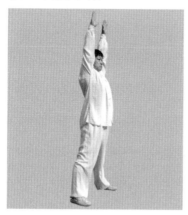

圖 2－69

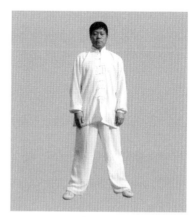

圖 2－70

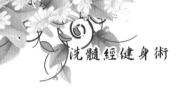
【功效】

這個動作刺激、強壯腹部器官，消除便秘。患胃腸疾病的人，完成這一動作後會有舒適感。它還有助於脊柱的充分伸展和運動，強壯脊柱神經和坐骨神經，減少髖部和大腿區域的脂肪，增強括約肌功能，對肛、腸疾病有很好的預防和治療效果。

第十二式　回頭望月

1. 兩腿開立，比肩稍寬（圖2-71），兩腿彎曲。右臂抬起，略高於頭，距額為 15 公分，彎曲成圓拱形，手掌朝外（圖2-72）；同時，左手往裡擰轉，插

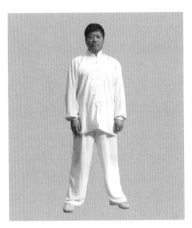

圖 2-71

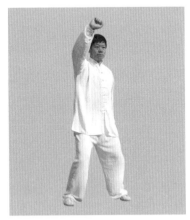

圖 2-72

於腰背後，手心向外（圖2－73a）。同時，身體向左旋轉，左手臂撐直，右手臂屈上撐。兩腿彎曲，眼視右腳跟（圖2－73b）。

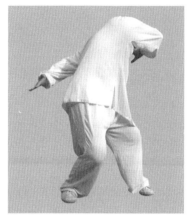

圖2－73a

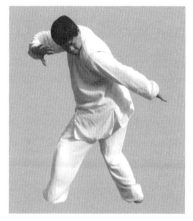

圖2－73b

2. 頭抬起，眼視右手，身體向右旋轉展腰，兩手屈伸。腿伸直（圖2－74）。

3. 上體扭向正面，兩腿微屈。右手往裡往下擰轉（圖2－75），

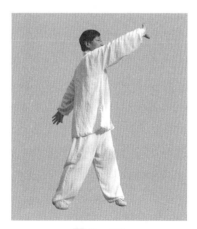

圖2－74

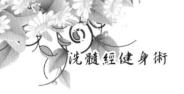

右臂插向腰背後；同時，左手隨身體向右旋轉，左臂
屈上撐，右臂撐直，眼看左腳跟，兩腿彎曲（圖2－
76a、圖2－76b）。

4. 頭抬起，身體向
右旋轉展腰，腿伸直
（圖2－77），眼視左
手。

5. 左右回頭望月數
十次，然後，還原成預
備式（圖2－78）。

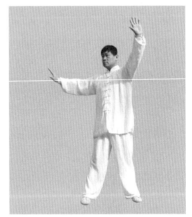

圖2－75

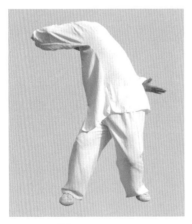

圖2－76a

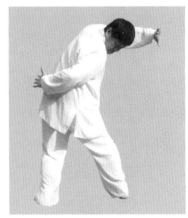

圖2－76b

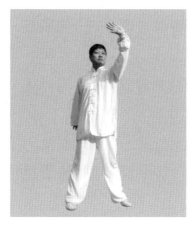

圖 2－77

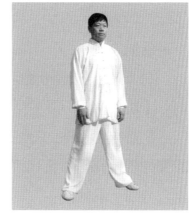

圖 2－78

【要點】

(1) 這個動作要求最大限度地擰轉腰身，使全身關節、韌帶、筋骨得到擴張和拉伸，而在過渡的中間動作裡產生相反方向的收縮、鬆弛和回復。整個動作對內臟器官起到了很好的按摩作用。此乃「洗髓經」中的「扭曲洗髓」。

(2) 屈腿撐臂後，扭曲身體，眼看後腳跟，這是對腿、腰、背、大腦及內臟器官的鍛鍊。

(3) 轉體時，手指要有屈伸動作。可參見第六式前後甩臂要點(3)。

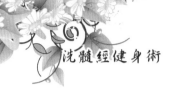
(4) 撐臂、轉體、展腰和兩臂動作要協調。慢，才能起到鍛鍊的目的。兩腳可適當做方向上的調整，不得離開原位。

(5) 眼看腳後跟時吸氣，抬頭看前面的手時呼氣。

【功效】

此動作使腰椎、脊柱產生旋轉，有效地刺激、強壯脊柱中樞神經系統，使心、肺、胃、腸等胸腹部的器官得到了鍛鍊。

第十三式　撥雲見日

1. 兩腳開立，比肩稍寬（圖2-79），兩腿微屈。右手手心向上，經腹前從左向上向右劃弧，掌心側向外；同時，左手屈臂置於小腹前（圖2-80）。

2. 右手心由裡向外擰轉至右肩前，手心斜向右前方。同時，身體轉向右側，重心移於右腿，眼視右手。同時，左手屈臂置於右腹前，

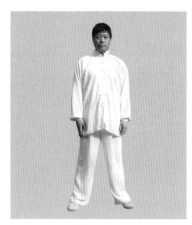

圖2-79

手心向上（圖2－81）。

3. 左手經腹前從右向上向左劃弧，手心由裡向外擰轉至左肩前，手心斜向左前方。同時，身體轉向左側，重心移於左腿，眼視左手。同時，右手屈臂置於左腹前，手心向上（圖2－82）。

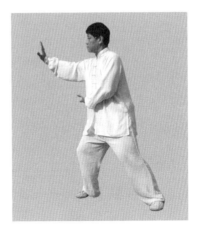

圖 2－80

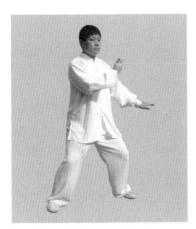

圖 2－81

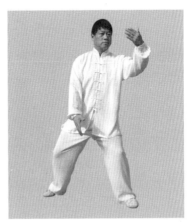

圖 2－82

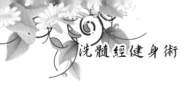

4.左手由上向下向裡至右腹前，右手由裡向外擰轉（圖2-83）。

5.左右撥雲見日各做數十次，然後還原為預備式。

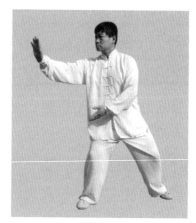

圖2-83

【要點】

(1) 身體以腰為軸，兩腿隨重心側移分別微屈、微伸，兩臂分別帶動腰部運轉，兩眼隨轉動方向看手，以腿、臂的伸縮、屈直變化帶動脊椎關節、筋骨的橫向運動，增強身體橫向扭轉的能力。

(2) 兩臂的運動軌跡如同兩個大小相等、圓心不同的橢圓。從手上看，一上一下，一左一右相互交替，向左轉動時以左臂為主，左臂由裡環上劃下弧（逆時針弧），重心左移；向右轉動時，以右臂為主，右臂由裡環上劃下弧（順時針弧），重心右移；兩腿成一虛一實，但不離地面，不移地方。

(3) 這個動作與太極拳中之雲手很相像，但也有不同，仔細比較便可得之。

(4) 手的幅度可大可小，一般鍛鍊以上不過頭、下不過腹、左右不過腳為範圍。身體要求平穩，動作快慢均勻，速度宜緩，呼吸要勻，體態安詳。神安則氣順。身體不要起伏，保持在一個水平面上。

【功效】

這個練習有助於消除疲勞，也有助於矯正脊椎關節錯位以及其他脊柱功能失調的狀況。

第十四式　單臂甩動

1. 由預備式（圖2-84），兩腿伸直，上體正直。左手鬆握拳，放於腰背後，拳心向後；右臂自然抬起，手心向下（圖2-85）。

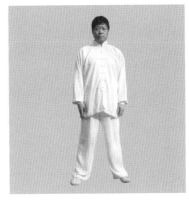

圖2-84

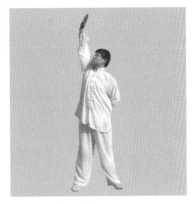

圖2-85

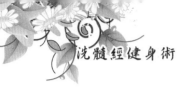
2. 右臂伸直、鬆肩，經體側向後向前向下掄轉甩動。同時，兩腿屈伸，腰部顫動，左右手均有節奏地屈伸。手到最高點時兩腿伸直，眼睛向上瞥（圖2－86、圖2－87）

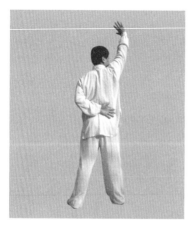

圖2－86

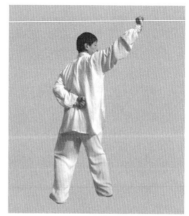

圖2－87

3. 左右手互換位置，以同樣動作掄轉向前向後轉動數十次，然後還原為預備式（圖2－88、圖2－89、圖2－90）。

【要點】

(1) 腿、臂、手指的屈伸要和腰部的顫動協調一致，這是「洗髓」鍛鍊的關鍵。手指屈伸要點同第六

式要點(3)。腿的屈伸、臂的甩動帶動腰部脊髓做有節奏的上下蠕動，刺激中樞神經向上腦髓、向下腿骨髓放射，反作用於四肢的運動。

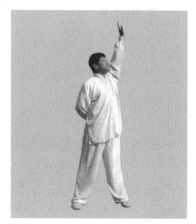

圖2－88

(2) 甩臂時肩要放鬆，有盡力伸長的感覺。

(3) 兩腿屈伸要與甩臂協調，體會身心放鬆的感覺。

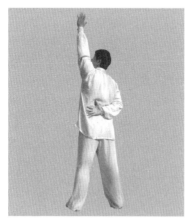

圖2－89

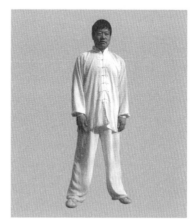

圖2－90

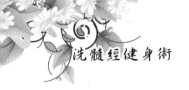

【功效】

它可以有效地治療肩周炎等肩部、背部、手臂疾病，對頸椎疾病也有很好的預防和治療效果，能促進肩、臂部血液循環。

第十五式　柳樹盤根

1. 兩腳開立，比肩稍寬，兩腿微屈（圖2－91）。兩臂緩緩平舉至胸齊，手心向上，兩手間距離與肩同寬，眼視兩手（圖2－92）。

2. 兩臂逐漸彎曲，兩手由外向裡擰轉，隨身體轉向右側，兩手擰轉至右腋下（圖2－93）。

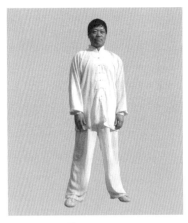

圖2－91

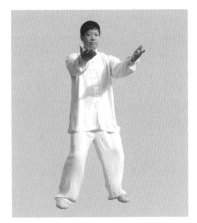

圖2－92

　　3. 右手向後擰轉，右臂逐漸伸直（圖2-94）；左手從右腋處插在右臂下，兩臂同時向右前方伸展至兩手虎口相對時，伸腿展腰（圖2-95）。

　　4. 兩臂伸直，平行於胸前，手心向上（圖2-96），身體繼續向左擰轉，兩臂平行置於身體左側，兩手向裡向後擰轉至左腋下（圖2-97）。

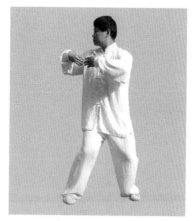

圖2-93

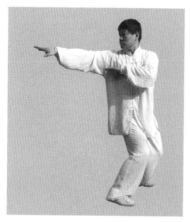

圖2-94

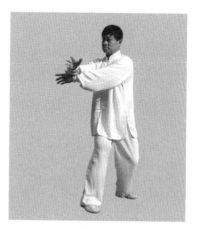

圖2-95

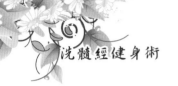

5. 右手經左腋處插在左臂下（圖2－98），向左前方撥動至兩手虎口相對時，伸腿展腰（圖2－99）。

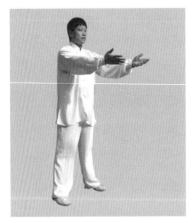

圖 2－96

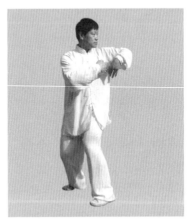

圖 2－97

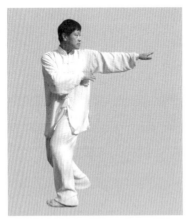

圖 2－98

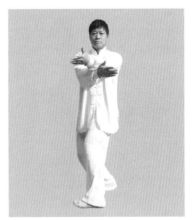

圖 2－99

6. 兩臂隨身體向左側緩慢回轉至正前方（圖 2-100），左右各做數十次。

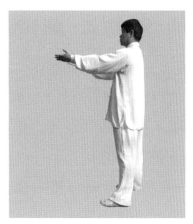

圖 2-100

【要點】

(1) 此式為脊椎橫向水平轉動和縱向脊椎顫動的動作，要盡可能大幅度扭腰。扭腰時兩腿微屈，兩臂向腰後平伸，然後伸腿展腰，以脊椎為縱軸轉動，使腰背部筋骨得到充分的鍛鍊。

(2) 開始練習可慢一些，使兩臂擰轉和腰部旋轉協調一致，並充分感受筋骨和關節的舒適感和運動感。整個動作要圓活自然。

(3) 眼隨手轉，利於頸椎靈活及健腦安神。呼吸要自然，不得憋氣。

【功效】

這個動作增強了雙臂、腰部、背部和髖關節的靈活性，使腹部器官得到了按摩，消耗和減少了腰部脂肪；同時，腰椎脊柱和中樞神經也得到了有效的鍛鍊。

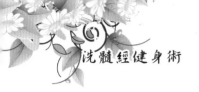
第十六式　翻江倒海

1. 兩腿開立微屈，比肩稍寬（圖2－101）。左右兩手握拳分別在腰之兩側（圖2－102）。

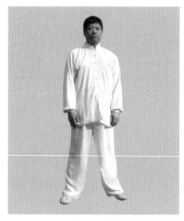

圖2－101

2. 右臂向身體右側伸展，至肩平時手心向上；同時，左手向身體內側擰轉，左臂向身體左側伸展，至肩平時手心向上。伸腿展腰，眼視右手（圖2－103）。

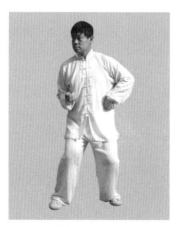

圖2－102

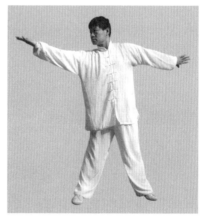

圖2－103

3.身體向左側擰
轉，左手在身體左側向
上擰翻，右手在身體右
側向下擰翻，手心向上
（圖2－104）；同時，
兩臂分別向左右方向伸
直與肩平。伸腿展腰，
眼視左手（圖2－105）。

4.上述動作左右各
做數十次，然後還原
（圖2－106）。

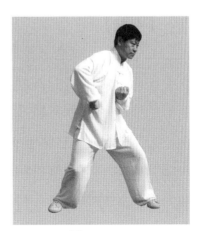

圖2－104

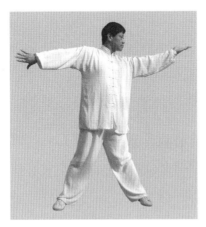

圖2－105

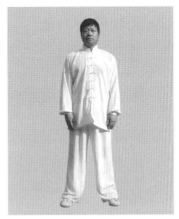

圖2－106

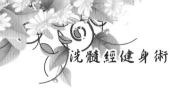

【要點】

(1) 此式以脊椎為縱軸，兩臂為橫軸，由兩臂、兩手和兩膝、兩腿的伸展，產生橫向水平扭轉和縱向屈伸的變化，帶動脊髓進行屈伸洗髓。

(2) 兩臂向左右平伸後，要盡力橫向撐長，好似一繃緊的繩子由胸部貫穿兩臂，由兩臂的變化產生扭曲力矩。此時肩放鬆，力過指梢伸向體外，展腰伸臂挺直腿，才可使這個動作產生最佳鍛鍊效果。

(3) 身體由一個方向轉向另一個方向時，兩腳可做方向上的調整，不離原位置。

【功效】

這個動作有助於發展人的平衡和協調能力，增強兩腕和兩臂的力量，強壯背部肌肉群，消除肩膀酸痛、僵硬不靈的症狀。

第十七式　風擺荷葉

1. 兩腿開立微屈，比肩稍寬（圖2－107）。右臂向前甩動，右手置於腹左側，手心向裡；同時，左臂向後甩動，左手臂甩至腰背部時手心向外，此時，兩手手指屈伸。同時，伸腿展腰（圖2－108）。

2. 左臂經身體左側向前甩動，兩腿微屈，左手置於腹右側，手心向裡；同時，右臂向後甩動，右手臂甩動至腰背部時手心向外。此時，兩手手指屈伸一次。同時，伸腿展腰（圖2－109）。

3. 前臂甩動由腹部、脅部到胸側、肩部，逐漸向上；然後逐漸向下（圖2－110、圖2－111、圖2－112a、

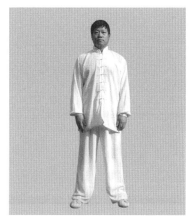

圖 2－107

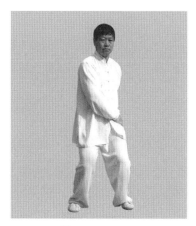

圖 2－108

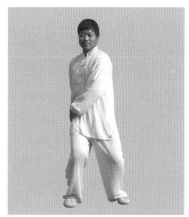

圖 2－109

2-112b）。

4.左右擺動數十次，然後還原為預備式（圖2－113）。

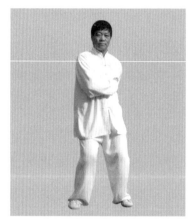

圖2－110

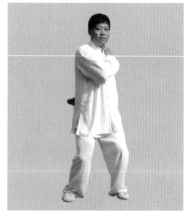

圖2－111

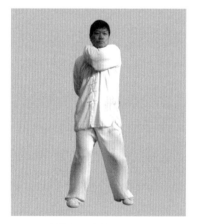

圖2－112a

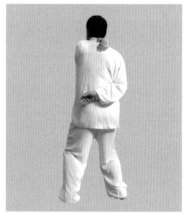

圖2－112b

【要點】

(1) 橫向扭曲和縱向的腰椎顫動，使頸椎、胸椎和腰椎得到良好的按摩，並可促進骨骼活動，具有「浹骨洗髓」之功效。

(2) 甩臂要輕鬆，肩膀放鬆，盡力使其不

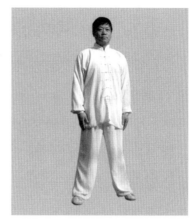

圖 2－113

受肌肉筋骨支配。甩動範圍要自下而上，逐漸上升，由低到高，可循環。

(3) 腰部的顫動、手指的屈伸與兩臂甩動要協調一致。

(4) 呼吸要均勻、自然。

【功效】

這個動作是對胸、腹、背部進行的拍打按摩，可加快胸、腹、背部的血液流通，消除胸、腹、背部疲勞，強壯腹部器官，刺激消化過程，消除便秘。

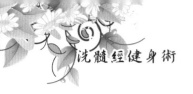

第十八式　吐故納新

1. 由預備式，兩腿微
屈。兩臂自然下垂（圖
2－114），向裡擰轉，手
心向外，手背相對，兩手
停於兩膝內側，眼平視前
方（圖2－115）。

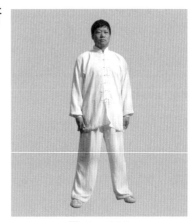

圖2－114

2. 兩臂經胸前向上慢
慢展開。同時，兩腿慢慢伸直，兩臂向左右自然下落
與肩平，手心向上（圖2－116、圖2－117）。

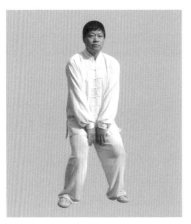

圖2－115

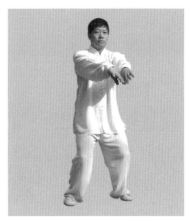

圖2－116

3.手心向下，兩臂慢慢下落至兩大腿外側（圖2-118、圖2-119）。

4.此動作反覆做數次，還原為預備式（圖2-120）。

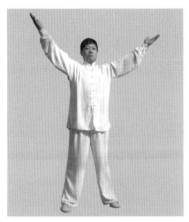

圖2-117

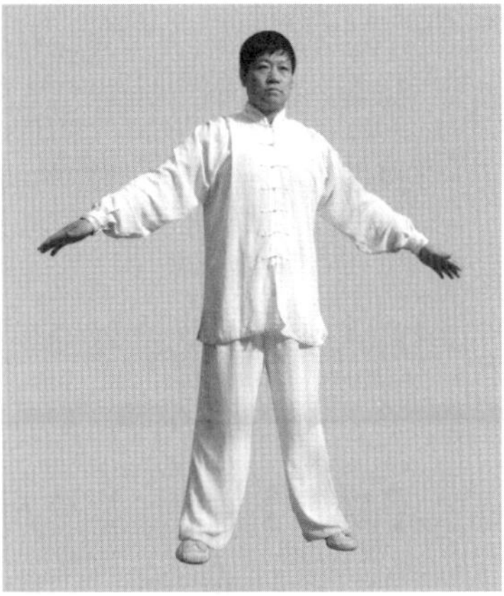

圖2-118

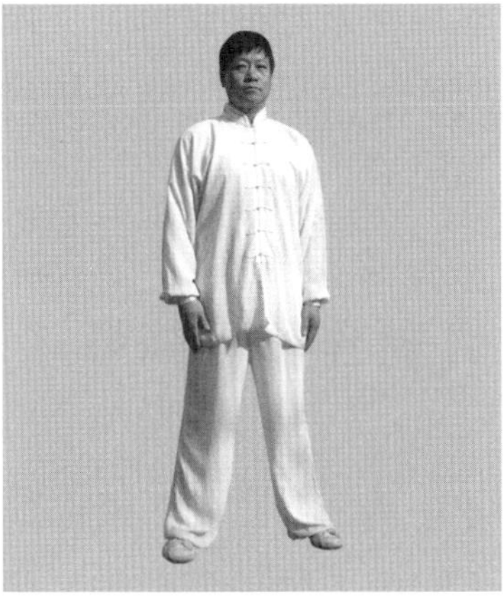

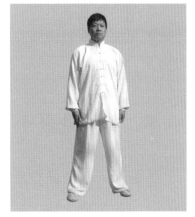

圖2-119

圖2-120

【要點】

(1) 兩手向裡擰轉，停於兩膝內側，含胸，壓迫肺部，呼氣，使濁氣從口隨氣排出；兩臂經胸前向上展開，擴張胸部，吸氣，增加肺部吸入量，吸入新鮮空氣。吐納呼吸，起吸落呼，開吸合呼，使肺活量增大，濁氣、病氣排出，清虛體內，納新，洗滌全身。

(2) 做此動作時要全身放鬆，速度不宜過快，呼吸宜細、勻、深、長。

(3) 反覆多次之後，全身抖動片刻，再輕輕地跳動數次，停下後再做幾個深呼吸，即可收功。

【功效】

這個動作有助於促進深呼吸。患有支氣管炎、哮喘等肺部或呼吸道疾病者，或是經常感到疲勞者，做此練習可使肺臟組織強壯，調理陰陽氣血，增強抗病能力。

第二節　洗髓十八式動作分類講解

洗髓十八式按動作要領可分為準備動作、腰部顫動動作、扭腰彎曲伸展動作、彎腰下勢伸腰動作、橫

向彎曲伸展動作和收式動作六種，下面分別說明。

一、準備動作

　　一至五式為洗髓十八式的準備動作，也是基礎動作，主要是活動人體的腿、腰、頸部三個環節。

　　一至三式為腿部動作，是第一個環節，即劈腿揉膝、勾腳揉膝、屈膝下蹲。三個動作的要領均為活動大腿之筋，即要求用這三個動作把兩腿之大筋撐開。因兩腿大筋由脊椎督脈與腦部神經直接溝通，只有把這兩條筋撐開，脊髓才能舒展放射到頸部，使頸部靈活直立，兩腿才能有力，為人體的活動打下基礎。

　　腿是人體活動的基礎。俗話說：「人老先老腿。」年老體弱和各種慢性病患者，特別是高血壓患者，一般都是腿部無力，走路不穩。

　　所以說，腿是人體一個重要的環節，如能在這三個動作上下工夫，即會收到明顯效果，人的精神面貌也會很快發生變化。

　　做這三個動作時腰部必須直立，不能低頭彎腰，特別是練勾腳揉膝下蹲時，脖子必須直起來。

　　第四式為轉動腰胯，是人體活動的第二個環節。

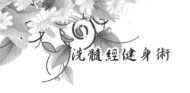

做這個動作時要求兩手手指扣住腰眼（即命門穴），兩手掌托在兩腎臟部位，由膝關節、胯關節從左向右慢慢轉動來帶動腰眼部位的相應旋轉，用兩手手指來感覺腰眼的運動。這是要領。

腰眼和命門是人體的發力點，也是人體生產能量的部位，是能源基地，也是人體的重要環節，對人體的健康有著非常重要的作用。同時，轉動腰胯對腎俞部位是個很好的按摩。開始轉動時腰胯一起動，可以幅度大一些，逐漸到只轉胯。

第五式是頸部旋轉，為人體的第三個運動環節。做這個動作時要求全身放鬆，兩眼微閉，旋轉時轉動的幅度要大一些。

這個部位連接大腦──人體司令部，頸部的靈活與否直接關係到大腦部位的供血是否暢通。如頸部強直僵硬，會直接影響人體活動的靈敏程度。

二、腰部顫動動作

腰部顫動動作有四個甩臂動作，即第六式的前後甩臂、第八式的交叉甩臂、第十四式的單臂甩動、第十七式的風擺荷葉等。使腰部顫動起來的方法有三：

⑴ 由腿部彎曲、伸展來帶動；

⑵ 由兩臂的協調擺動來帶動；

⑶ 由頸部的微屈、微伸來帶動，但不能仰頭，也不能低頭。

利用腿、臂、頸這三個部位的協調齊動來帶動腰部有節奏的顫動。

三、扭腰彎曲伸展動作

扭腰彎曲伸展的動作有三個，即第十式的鳳凰展翅、第十二式的回頭望月、第十五式的柳樹盤根。做這三個動作，在扭腰的同時兩腿要做相應的彎曲，伸腿、展腰時要求腿、臂協調齊動，來帶動脊骨的彎曲、伸展，這樣才能得到屈伸洗髓的作用。

四、彎腰下勢伸展動作

彎腰下勢伸展的動作有三個，即第七式的彎腰抱腿、第九式的海底撈月、第十一式的猛虎撲食。做這三個動作時，彎腰下勢兩腿必須伸直，然後慢慢彎曲；在展腰時兩腿隨之伸直，兩臂高舉伸展，頸部不能後仰，兩眼向上看兩手，這樣就能使動作做準確，

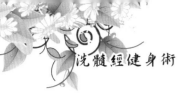

獲得洗髓的作用。彎腰時頸部直起，頭不要往下栽，可控制血液不至快速湧向頭部。

五、橫向彎曲伸展動作

橫向彎曲伸展的動作有兩個，即第十三式的撥雲見日、第十六式的翻江倒海。做這兩個動作時腰部橫向轉動，兩眼隨手動。

六、收式動作

此動作是第十八式的吐故納新。要領在呼吸上，呼吸要平穩，儘量使呼吸細、勻、深、長，吐盡濁氣，吸入新鮮空氣。

這十八個動作雖簡單易學，但要領須得當，健身效果才能顯著。要根據自己的身體條件，控制運動量，以練完後微微出汗或發熱即可。

第三章　洗臟腑
——五行六象的功理功法

第一節　五行六象十一式行功圖解

五行六象十一式動作名稱順序：

一、劈拳

二、崩拳

三、鑽拳

四、炮拳

五、橫拳

六、鷹形

七、虎形

八、鮐形

九、馬形

十、蛇形

十一、鼉形

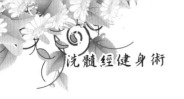

　　洗髓十八式可鍛鍊神經中樞，加強指揮、控制和調節功能。五形六象是鍛鍊內臟的方法，它根據形意拳內功鍛鍊的特點，取自布學寬先生傳下的形意拳五行（即形意拳中的五行拳：劈拳、崩拳、鑽拳、炮拳、橫拳）和十二形中的六象（即十二形中的六個形象：鷹形、虎形、鮐形、馬形、蛇形、鼉形），計十一個動作，在這裡稱為五行六象十一式，或稱洗臟腑。

　　此練法改變了形意拳帶步練習的風格，為原地換步練習，佔用場地小，鍛鍊效果明顯，運動量便於掌握。這十一個動作透過人體兩腿、兩臂的運動，使內臟得到鍛鍊，從而保持人體內臟功能的正常運行。

預備式

　　全身放鬆，身體直立，兩臂自然下垂，頭要端正，下頷微收，口唇虛合，牙齒相叩；兩腳腳跟靠攏，腳尖自然分開；排除雜念，心清氣靜，自然呼吸，眼向前平視（圖3－1）。

【要點】

精神集中，頭向上頂，舌抵上齶，含胸拔背，豎

頸挺腰，鬆肩實腹。

左三體式

起式。兩手從身體
兩側抬起，手心向上，
與肩平時，合於胸前，
然後兩掌心向下，從胸
前向腹前按下（圖3－
2）。兩腿微屈，成半蹲

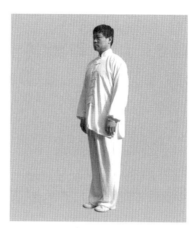

圖3－1

式，以右腳跟為軸，向右轉身45°。同時，兩手心翻
轉向上移至小腹，左掌在上，右掌在下（圖3－3）。

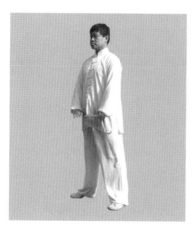

圖3－2

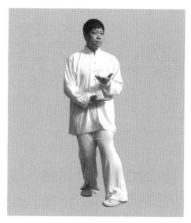

圖3－3

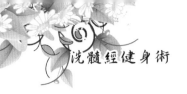

落式。左掌向上向前繼續運行，隨運行翻轉為掌心向前下方；右掌同時翻轉為掌心向下，並下按至小腹部位。同時，左腳輕提向前邁步（左、右腳距離約二腳半），右腳原地不動（圖3－4）。

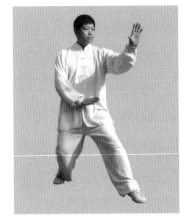

圖3－4

收式。在落式的基礎上，手、腳同時收回，呈原預備式。

【要點】

對初學者來說，三體式一落式，則應按形意拳基本要求，做到頭頂、頸豎、舌抵、叩齒、收頷；含胸、實腹、提肛；沉肩、墜肘、撐掌、裹胯、合膝、十趾抓地；三尖相對、氣沉丹田、兩眼平視、呼吸自然。

一、劈　拳

1. 由三體式開始（圖3－5），左手收回至小腹，兩手變拳，拳心向腹。同時，左腳收回至右腳旁，呈並步（圖3－6）。

2. 左拳變掌，右手握拳，右拳背與左掌心相貼，從胸前向上頂起至與口齊平（圖3−7），右拳向前上、下方劈出，左手向後回拉變拳。同時，右腳邁出，完成一個右劈拳（圖3−8）。

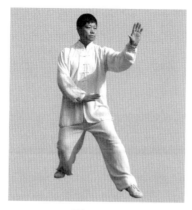

圖3−5

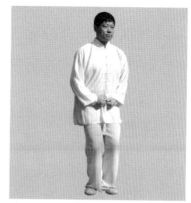

圖3−6

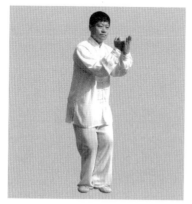

圖3−7

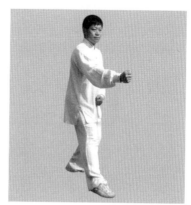

圖3−8

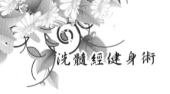

3. 右腳和右拳收回原處，呈並步，兩拳拳心向腹（圖3－9）。

4. 右拳變掌，左手握拳，拳背與右掌掌心相貼，從胸前向上頂起，與口齊平（圖3－10），然後左拳向前上、下方劈出，右手向後回拉變拳。同時，左腳邁出，完成一個左劈拳（圖3－11）。

5. 收式。循環往返數十次後（圖3－12），還原成三體式（圖3－13）。

【要領】

⑴ 劈拳拳法為拳掌反覆循環的立圓動作；步法為左右前後挪動，左腳撤回，右腳邁出。

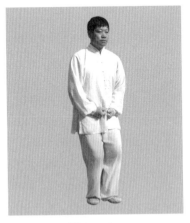

圖3－9

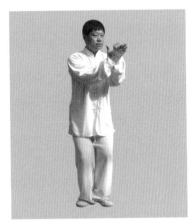

圖3－10

(2) 整體要求：頭直，不偏不歪；身正，不倚不側；步穩，不晃不栽。拳法運作要有起勢和落勢。譜云：「起如鋼銼，落如鉤杆。」

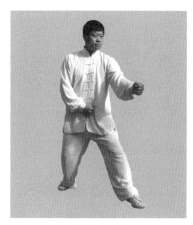

圖 3－11

(3) 要以意領氣，上下協調，內外相合，扭身調膀，沉肩墜肘。

(4) 以上方法，若有場地也可帶步進行，就是將動作 1 中的左腳做原地墊步，然後右腳跟步上前成右劈

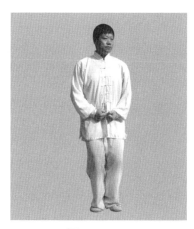

圖 3－12

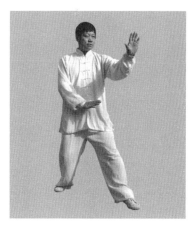

圖 3－13

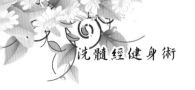

拳式，如此交替進行即可。

【功用】

劈拳練肺。練習此拳能養肺、順氣，舒暢肺氣，理順氣血。

二、崩　拳

1. 由三體式（圖3－14），左掌變拳，下落到與心口平處，拳眼向上；右掌變拳，置於腹部，右小臂緊貼於肋部，目視左拳（圖3－15）。

2. 左腳收回呈並步，然後右腳向前邁出。同時，右拳打出，左拳後拉回至腹部上側，左臂緊貼於肋，

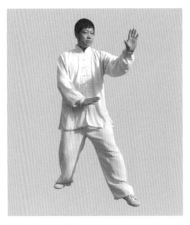

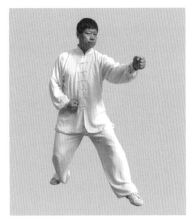

圖3－14　　　　　　圖3－15

扭身調膀，目視右拳
（圖3－16）。

3. 右腳收回原地，
呈並步，左腳向前邁
出。同時，左拳打出，
右拳後拉回至腹部，右
臂緊貼於右肋，扭身調
膀，目視左拳（圖3－
17）。

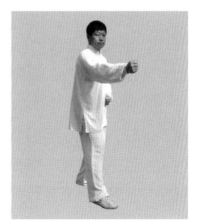

圖3－16

4. 收式。崩拳動作左右重複數十次後，還原成三
體式（圖3－18）。

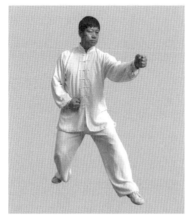

圖3－17

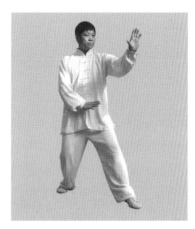

圖3－18

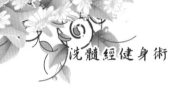
【要領】

(1) 崩拳拳法為左右拳輪番交錯向前直打，步法與拳法也為一順勢。同劈拳要領(1)。

(2) 崩拳一出，力自腰間發出，拳從心口打出，謂「拳打一條線」。出拳為發勁，抽拳為拉勁，拉勁力大，發勁方力猛，兩拳在相遇過程中，體現出「撕拉勁」。對於年老體弱者要適度，不可用猛力。

(3) 扭身調膀，拳要連臂、肩帶身體的力量一起隨拳「擁」出。扭身調膀後與前進方向呈45°角。肘、膝不能太直或太屈，應體現形意拳似曲非曲、似直非直之特點。不可低頭、貓腰。

(4) 崩拳可以帶步走，成順步崩拳，方法與劈拳要領(4)相同；也可左手、右腳或右手、左腳交叉進行，稱為拗步或交叉步崩拳。按傳統的方法還有一種稱為半步崩拳，即左腳向前墊步，右腳跟進，然後左腳向前邁步，右腳原地不動，再左腳向前墊步，右腳跟進，循環進行。

【功用】

崩拳練肝。它有舒暢肝氣、通調經絡、靈活關節之功效。

三、鑽　拳

1. 由三體式開始（圖3－19）。

2. 兩掌握拳。左腳提回右腳旁，呈並步（圖3－20）。右拳由左拳背向前上方打出，拳心向上，與鼻同高，左拳拉回腹前。同時，右腳邁出，完成一個右鑽拳（圖3－21）。

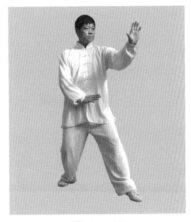

圖3－19

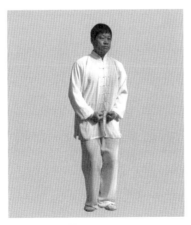

圖3－20

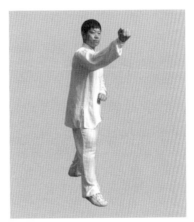

圖3－21

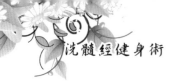

3. 接上式，右腳提回左腳旁呈並步。右拳翻下呈拳心向下，左拳翻轉呈拳心朝上（圖3－22），與鼻同高，右拳向後拉回腹前。同時，左腳邁出，完成一個左鑽拳（圖3－23）。

4. 收式。重複數十次後，站成三體式（圖3－24），還原。

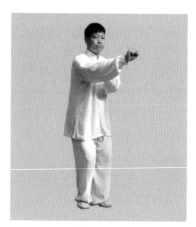

圖3－22

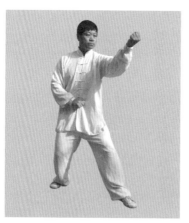

圖3－23

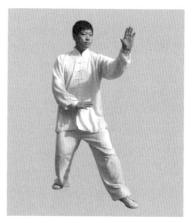

圖3－24

【要領】

(1) 鑽拳拳法為左右拳上鑽下翻，輪番進行。步法與拳法為順步直線，步法特點同劈拳要領。

(2) 此式原為拳掌互變、生剋互化之動作，在拳理不變的情況下，取其精意，簡化為陰陽拳互換（拳心向上為陽，向下為陰），以達通俗易懂、簡單易學、鍛鍊身體之目的。

(3) 鑽拳之起落，要做到虛實分明，肩胯相隨，肘膝相合，扭身調胯，手腳一致。練習時不可使身體上下波動，左右搖擺。

(4) 鑽拳也可帶步進行，與劈拳、崩拳一樣可為順步，也可為交叉步。

【功用】

鑽拳練腎。它可使腎氣旺盛，精力充沛，聽覺靈敏。

四、炮　拳

1. 由三體式開始（圖3-25）。

2. 兩掌變拳，收至小腹旁，拳心向上。同時，左腳收回，呈並步狀（圖3-26）。

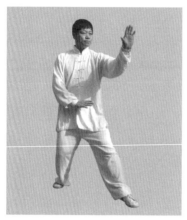

圖 3－25

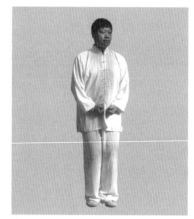

圖 3－26

3. 左拳向頭左方架起，高於眉額，左肘斜下垂，右拳平直打出如崩拳狀。同時，右腳邁出，手足齊到，眼平視前方，完成一個右炮拳（圖 3－27）。

4. 兩拳收回至小腹旁，拳心向上。同時，右腳收回，呈並步狀（圖 3－28）。

5. 右拳向頭右方架起，高於眉額，右肘斜下垂，左拳平直打出如崩拳狀。同時，左腳邁出，眼平視前方，完成一個左炮拳（圖 3－29）。

6. 收式。重複數十次後，成三體式（圖 3－30），還原。

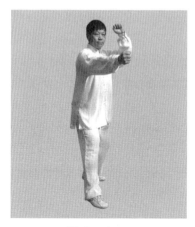

圖 3－27

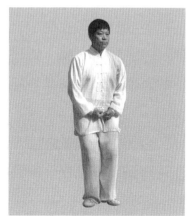

圖 3－28

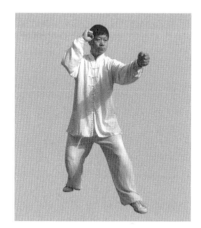

圖 3－29

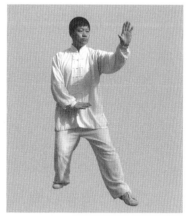

圖 3－30

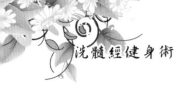

【要領】

(1) 炮拳拳法為一打一顧、一頂一架、一拔一穿、左右輪番出擊，體現了形意拳打中顧、顧中打的技擊原則。步法與拳法採用順步順勢，特點同劈拳要領(1)。

(2) 炮拳也講究扭身調膀，這也是五行拳之通性。透過扭身調膀，沉肩墜肘，使胳膊筋骨拉開、引長。俗話說：一寸長，一寸強。這在技擊上有獨到的好處。同樣，從健身角度講，加強了脊柱肌肉的鍛鍊，在扭轉過程中對腰椎脊柱起到按摩的作用。

(3)「束身而起」是炮拳特點。擰身含胸、腰塌、脊正，關鍵是做到「束身」，即擰轉，才能打出炮拳之勁猛力足之勢。

(4) 注意沉肩墜肘。胳膊一起，往往肘要離肋。如何才能使肘墜，這就需要肘與膝在同一位置，即「六合」中的「肘與膝合」，肘往裡走，與臂成垂線。當然，主要是意到。

(5) 與其他拳一樣，可為順拳順勢，也可為交叉步。打出的拳一般與胸口相齊，但練時可根據情況，高可擊頭面部，低可擊打下陰部。

【功用】

炮拳練心。它能使心血旺盛，神志清晰，精力充沛。

五、橫　拳

1. 由三體式開始（圖3－31）。

2. 兩掌變拳，左拳心向上，至與心口齊平，右拳置於腹前。左腳收回到右腳旁，呈並步（圖3－32）。

3. 然後，右拳從左臂旁下扭翻向前，拳心向上；左拳順勢從右拳上拉回腹前，由拳心向上扭翻為拳心向下。同時，右腳邁出，眼視前方，完成一個右式橫

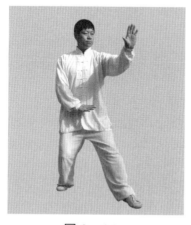
圖3－31

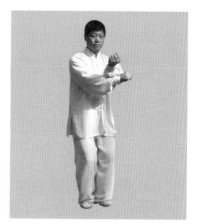
圖3－32

115

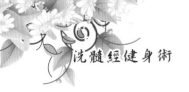
拳（圖3-33）。

4.接上式，右腳收回到左腳旁，呈並步。然後，左拳從右臂旁下扭翻向前，拳心向上（圖3-34）；右拳順勢從左拳上拉回腹前，由拳心向上扭翻為拳心向下。同時，左腳邁出，眼視前方，完成一個左橫拳（圖3-35）。

5.收式。此橫拳動作重複數十次後，成三體式（圖3-36），還原。

【要領】

(1) 橫拳拳法特徵是在水平面上做撐翻、橫拔、壓頂、前擠之勁，使拳既有橫向之力，又有前擠之勁，撐裹含蓄，周身勁整，猶如彈擊滾出。步勢亦為順拳順勢，特點同劈拳要領(1)。

(2) 要正確理解斜與正的關係，「斜」是指身體與前進方向成一角度，一般為45°；「正」乃指出拳的方向。調整好斜與正的關係，才能更協調地發揮作用。

(3) 拳自肘下扭翻而出，須使兩肘內合，側身調膀。否則，兩肘離肋，勢必開散。此為練此拳之難點。

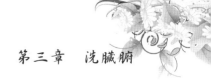

(4) 橫拳帶步練習時可順步，也可交叉步。

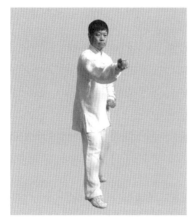

圖 3－33

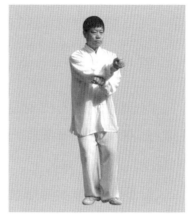

圖 3－34

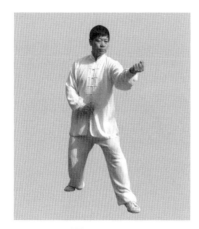

圖 3－35

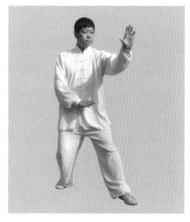

圖 3－36

【功用】

橫拳練脾。練習橫拳能使脾胃健和，促進新陳代謝，運化體內雜物，四肢靈活有力。

六、鷹 形

1. 由三體式開始（圖3－37）。

2. 左、右掌變拳收回到腹部。同時，左腳收回至右腳旁（圖3－38）。

3. 兩拳經腹、胸變掌，掌心向下，右手在上，左手在下，向前上方相隨而出，高與口齊（圖3－39）。右掌從左掌背上穿出向前下方抓，左右手變拳，右拳

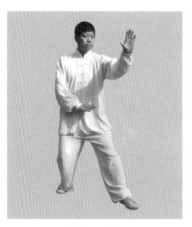

圖3－37

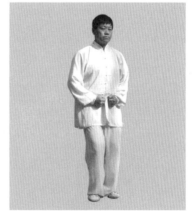

圖3－38

在前，左拳在後，拳心
均向下。同時，邁出右
腳，完成一個右勢鷹形
（圖3－40）。

4.右拳收回到腹
部。同時，右腳收回至
左腳旁，呈並步（圖
3－41）。

5.兩拳經腹、胸變

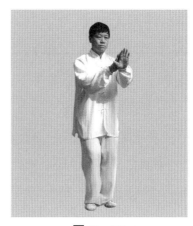

圖3－39

掌，左手在上，右手在下（圖3－42），開始左勢鷹
形，與右勢相反（圖3－43）。

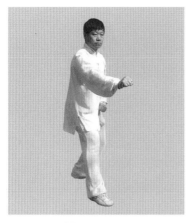

圖3－40

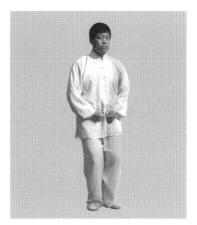

圖3－41

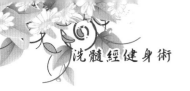

6. 收式。循環往返數十次後，成三體式（圖3－44），還原。

【要領】

(1) 鷹形鍛鍊時，能啟腎中之陽氣，上升補腦。但練功時不可刻意追求，只能順其自然，按動作要領，認真領會。

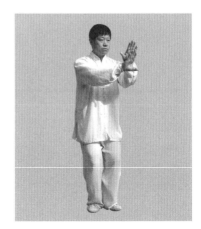

圖3－42

(2) 鷹有下落抓物之技，精氣神力集於一體，勁發於爪。

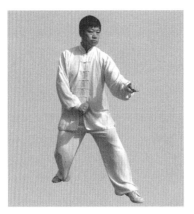

圖3－43

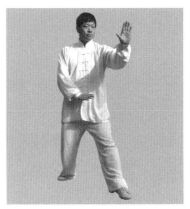

圖3－44

(3) 鷹形在身法、步法上與劈拳相同，唯手法不同。劈拳似斧有劈物之意，鷹形手似鷹爪，有捉拿之力。

【功用】

鷹形能使指——筋梢得到鍛鍊。筋梢用力，氣血暢通，手腳靈活，可使督脈之陽上升。

七、虎　形

1. 由三體式開始（圖3－45）。

2. 兩手握拳，收於腹部，拳心向下。同時，左腳收回至右腳旁，呈並步（圖3－46）。

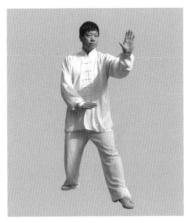

圖3－45

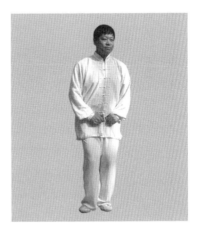

圖3－46

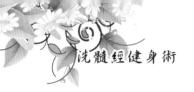

3. 兩手由腹及胸至與口齊平；同時，由拳變掌，掌心向外，如老虎坐窩之勢（圖3－47）。

4. 兩手掌向前向下撲按至身前。同時，右腳邁進，左足猛蹬，手撲身墜，完成一個右勢（圖3－48、圖3－49）。

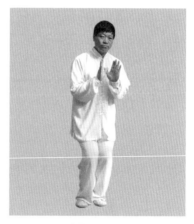

圖3－47

5. 右腳收回，呈並步。同時，兩手握拳收至腹部

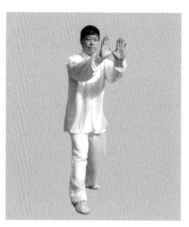

圖3－48

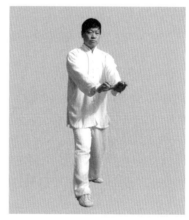

圖3－49

（圖3－50），開始左勢虎形，同右勢相反（圖3－51、圖3－52、圖3－53）。

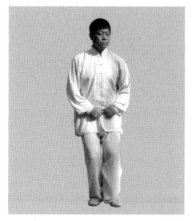

圖3－50

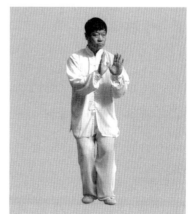

圖3－51

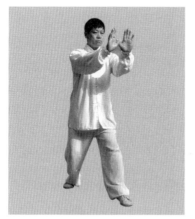

圖3－52

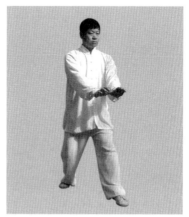

圖3－53

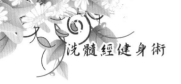

6.收式。循環往返做數十次後成三體式（圖3－54），還原。

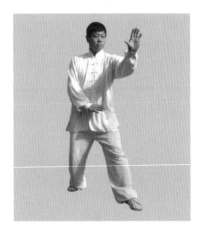

圖3－54

【要領】

(1) 虎形素有「虎撲」之稱，是形意拳中常用手法。虎形練力，威武勇猛，勁發於臀尾及背部。

(2) 練習時，防止兩肘離肋，要做到夾肘、含胸、實腹、拔背、沉肩、垂肘、提肛、雙臂合抱、中門封閉；還要做到手到腳到，全身協調。

(3) 虎形，兩掌齊出為「雙虎形」，單掌獨往為「單虎形」，練法相同，唯雙手與單手出而已。

(4) 兩手的運動軌跡為自下而上、自上而下的立橢圓軌跡。自下而上時，勁從腳起，沿臀尾上，以意領氣，隨督脈升至百會；自上而下時，雙掌虎撲，以意領氣，循任脈完成小周天。

【功用】

虎形鍛鍊腰腎，可通任督，壯腰腎，健腦髓。

八、鮐形

1. 由三體式開始（圖3-55）。

2. 左腳收回，呈並步。同時，兩手握拳收於腹部（圖3-56）。兩拳變掌，掌心向外交叉，從腹、胸前向上至頭部（圖3-57）。

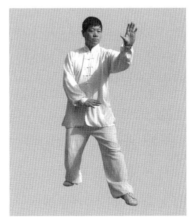

圖3-55

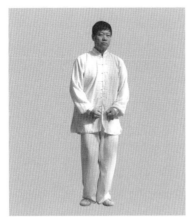

圖3-56

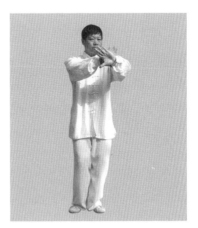

圖3-57

3. 兩掌交叉過頭後，兩手分別向左右劃弧（圖3－58），然後，握拳收於腰際兩側，兩肘緊靠兩肋，目視前方（圖3－59）。

4. 隨後邁出右腳。同時，兩手握拳平行打出，拳心向上，完成一個右勢（圖3－60）。

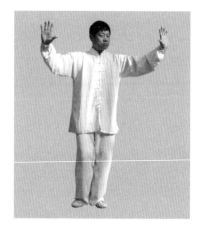

圖3－58

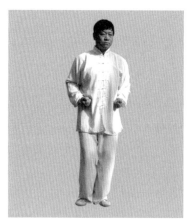

圖3－59

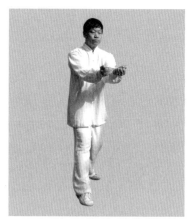

圖3－60

5. 右腳收回，呈並步。同時，兩拳收於腹部，不停，兩拳變掌，掌心向外交叉，開始進行左勢鮐形，與右勢方向相反（圖 3－61 ～ 圖 3－64）。

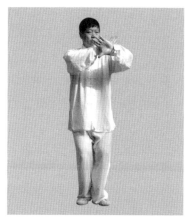

圖 3－61

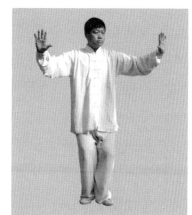

圖 3－62

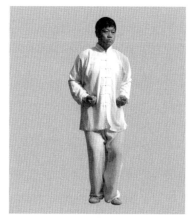

圖 3－63

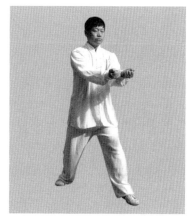

圖 3－64

6. 收式。循環往復做數十次後成三體式（圖3－65），還原。

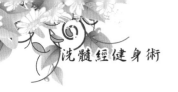

圖 3－65

【要領】

(1) 活肩擰背，活潑於腹，通靈於背。動作的大小要因人而異。鮐形可增強肝、肺功能。

(2) 兩手握拳平行打出時胳膊不能伸直，力貫拳端，肘在下腹前。

【功用】

鮐形的鍛鍊具有舒肝氣、活四肢、健內臟等功用。

九、馬　形

1. 由三體式開始（圖3－66）。

2. 兩手握拳收回抱在腹部，拳心向裡。同時，左腳收回到右腳旁（圖3－67）。

3. 兩拳沿胸前向上（不超過口），兩拳眼相對，拳面向前，含胸提肛，沉肩墜肘，呈含勁之勢（圖

3-68）。

4. 兩拳扣腕向前下打出。同時，右腳邁出，完成一個右勢（圖 3-69）。

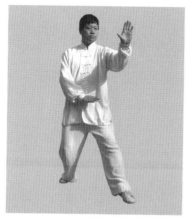

圖 3-66

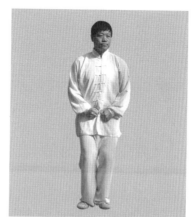

圖 3-67

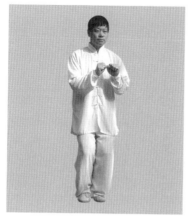

圖 3-68

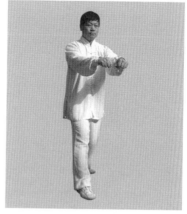

圖 3-69

5. 左勢馬形亦然，唯動作相反（圖3－70、圖3－71、圖3－72）。

6. 收式。循環往復數十次後成三體式（圖3－73），還原。

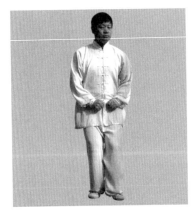

圖3－70

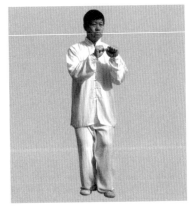

圖3－71

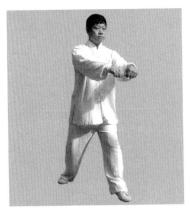

圖3－72

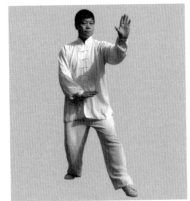

圖3－73

【要領】

(1) 練馬形時，力從腰發，以全身之力，向上向前「擁」勁，與向下的按勁相結合，肩窩吐力，拳面向前向下猛擊，但身體不可前俯後仰，更要注意拳、腳齊起齊落的合勁。

(2) 兩拳運動軌跡為由下而上再由上而下的立圓動作，兩臂忌「直」。打出拳後，兩肘在兩肋處，並注意夾肘。

(3) 馬形練疾，素有「疾蹄之功」，富有衝力，表現在手法、步法上為外剛猛而內柔和，吞進吐出，快似急風。

【功用】

馬形的鍛鍊能使丹田充足，強健脾臟功能，並使肌肉和四肢得到很好的鍛鍊。

十、蛇　形

1. 由三體式開始（圖3－74）。

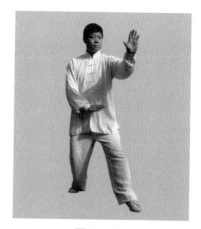

圖3－74

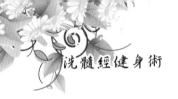

2.左腳收回呈並步。左手向上向裡收至右肩，掌心向肩；右肩前送，右掌由腹前向左下方插伸，掌心向外，指尖向下，兩肩內含，目視右前方（圖3－75）。

3.右腳向右前方邁出。右臂向右向上挑出，手略過肩，左掌撤回至腹前，掌心向下，目視右掌，完成一個右勢（圖3－76）。

4.右腳收回呈並步。同時，右手向上向裡收至左肩前，掌心向肩；左掌由腹前掌心向下插伸，掌心向外，指尖向下，兩肩內含，目視左前方（圖3－77）。

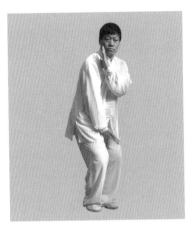

圖3－75

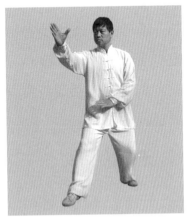

圖3－76

5.左腳向左前方邁出。同時，左臂向左向上挑出，手略過肩，右掌撤至腹前，掌心向下，目視左掌，完成一個左勢（圖 3－78）。

6.收式。重複數十次後成三體式（圖 3－79），還原。

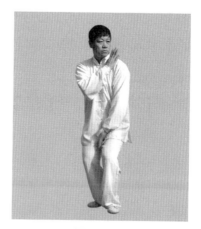

圖 3－77

【要領】

(1) 練習時含胸拔背，兩臂相合於胸前。

(2) 蛇形之屈伸，在內可使氣運行周身，在

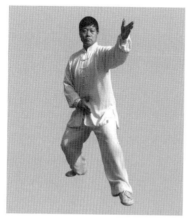

圖 3－78

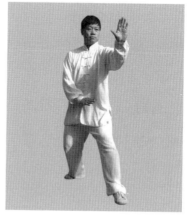

圖 3－79

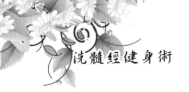

外可使臂腿自如。

(3) 腰身挺起，膀臂前靠，力點在前臂，勁力來自「屈」，發勁於「展」，似壓縮之彈簧，如開弓之箭駑。譜云：「起如挑擔，如水翻浪。」所以，練習時動作要靈活柔韌，吞吐開合鮮明，周身節節貫通，沿波浪曲線斜向前進。

【功用】

經常鍛鍊蛇形，能活腰中之力，可壯腎養肺，真陽透於外部，使人精神煥發。

十一、鼉　形

1.由三體式開始（圖3－80）。

2.左腳收回至右腳旁，呈並步。同時，右手掌心斜向下，由下向上運動；左手掌心斜向上，由上向下劃弧（圖3－81）。

3.身往右扭，右掌向下向右前方橫推，左

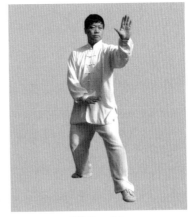

圖3－80

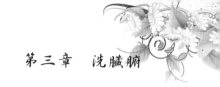

掌隨身向右前方橫推。右腳向右前方邁步，完成一個
右勢（圖3－82）。

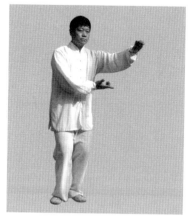

圖3－81

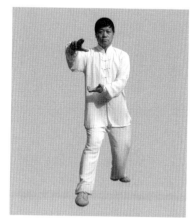

圖3－82

4. 右腳收回至左腳旁，呈並步。同時，左手掌心
向上，由下向上運動（圖3－83），右手掌心向右向
下劃弧。左腳向左前方邁步，完成一個左勢（圖3－
84）。

5. 收式。循環往復做數十次後成三體式（圖3－
85、圖3－86），左腳收回，兩臂從身體兩側由下而
上再由上而下劃弧，在體前腹部按掌，還原（圖3－
87、圖3－88）。

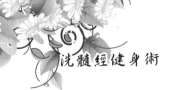

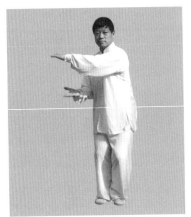

圖 3－83

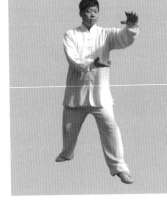

圖 3－84

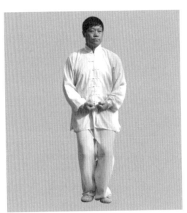

圖 3－85

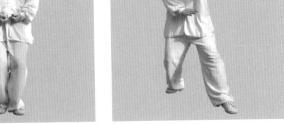

圖 3－86

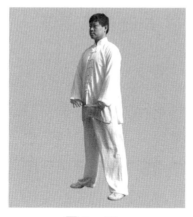

圖 3-87

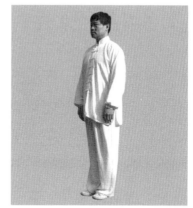

圖 3-88

【要領】

(1) 鼉形在練法上以腰為縱軸，以腰動帶動四肢。其最大特點是橫向運動，即水平方向有橫勁。

(2) 兩手動作一陰一陽，陰陽相合，左右分撥。所以練習時，兩肘不能伸直，應屈到巧處；兩肘自然相合，合到妙處。

【功用】

經常鍛鍊鼉形，能強腰腎，散心火，消飲食，化積聚，使氣血通暢，體態輕靈。

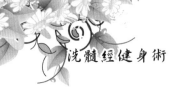

第二節　五行六象練習的基本要求

形意拳中有「萬法出自三體式」之說，說明三體式是形意拳最基礎之架勢，也是內功修煉最重要的樁功。它是依據形意拳拳理、拳法的基本特徵和要求，按照人體上肢、軀幹、下肢的活動範圍、要領而組合成的一個既能健身、養生，又能技擊、自衛的姿勢。所以，專修此功，不僅可以調解人體的生理機能，增強體質，延緩衰老，而且可以充實內氣，培育丹田，久而久之使身體素質得以增強。

五行拳是指劈、崩、鑽、炮、橫五種拳法，它是形意拳的基本拳法，也稱為「形意母拳」，其健身鍛鍊原理是依我國古代陰陽五行學說而發展的。陰陽者，對立統一之法則，陰陽相合、陰陽互用是形意拳的基本理論，如身之一動，動中有靜，靜中有動，動靜相寓；拳之一出，剛中有柔，柔中有剛，剛柔相濟；步之一出，進中有退，退中有進，進退相隨；……動靜、剛柔、進退等等則是陰陽相合、陰陽互用的具體體現。

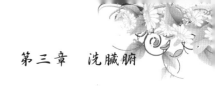

　　五行拳與臟器、五官的關係：

　　五行者，金、木、水、火、土也，乃生剋變化之規律，為五行拳的立拳之本。五行在人身配五臟，肺為金，肝為木，腎為水，心為火，脾為土；在五官，鼻屬金通肺，目屬木通肝，耳屬水通腎，舌屬火通心，口屬土通脾；在形意拳術中，劈拳屬金養肺，崩拳屬木舒肝，鑽拳屬水助腎，炮拳屬火保心，橫拳屬土利脾。練五行拳，健內五臟，生剋互化，內外兼修。

　　六象拳取自形意拳基本拳法之一的十二形拳，又稱「形拳」，以區別於五行拳之「意拳」。十二形是指龍、虎、猴、馬、蛇、雞、鷹、熊、鮐、鼉、燕、鷂諸物的總稱。十二形是對五行拳的深化和補充，六象則是從十二形中根據動物的形態並結合中老年人的運動特點精選而出的，它是鷹、虎、鮐、馬、蛇、鼉。由實踐可以看出，此六象無下勢、跳躍等難度較大的動作，易學易練，尤其適合中老年人。

　　五行六象是由身體各部位的相互配合，外形的收縮、開展、變化，內部的動意、領氣、催力來達到強壯內臟器官的作用。形意拳的五行六象經布學寬先生

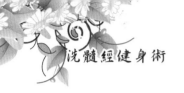

的提煉與精選，又發展出適合老年人健身的馬步、原地帶步和柔化練習法，改變了多年來形意拳只能在青年人中普及、開展的觀念，拓寬了鍛鍊範圍，形成了它獨特的健身方法，解決了場地受限的難題。

原地帶步練習法（或稱原地換步練習法），即邁出去的腳收回來，換另外一隻腳上前，如此循環，按要領進行，既達到了健身目的，又可於「臥牛之地」練功。由於此功法獨特，占地不大，適合以健身為目的的人群，且效果明顯。

洗臟腑十一式──五行六象是形意拳的基本拳法之一，所以要想練好五行六象，必須先瞭解形意拳的基本要求，即洗臟腑十一式練習時的基本要求。

一、頭頂項豎

頭頂，為頭部正直，不仰不俯，不偏不倚，意在百會；項豎，乃使頸椎部產生自然之曲度，不僵不硬，不緊不鬆，意在正直。頭頂項豎下頜收，以利領起全身，使頭與身軀保持一致。頭頂項豎，則精氣貫頂，任督運行通行不阻；頭頂項豎，可產生虛托之神、靈空之意；頭頂項豎，以百會為綱，統領四肢百

骸，利於手臂、腿腳的自然立行。

故形意拳在操練時，不論動作如何起鑽落翻，經常頭頂項豎，能培養一種不畏任何險阻，克服一切困難的堅強毅力和凜然不可侵犯之氣質。

二、叩齒舌抵

叩齒之意，即上下牙齒輕輕叩合，不可用力；舌抵，乃以舌輕輕抵至上齶。在《形意拳論》中有「四梢」說：「人之血、肉、筋、骨之末端曰梢。蓋髮為血梢，舌為肉梢，牙為骨梢，指（趾）為筋梢。四梢用力，則可變其常志，能使人畏懼焉。」所謂叩齒，即使肉梢之舌抵上齶，可補充體內之津液，有「生津降火」之功效。叩齒舌抵之用，還在於接通任脈，使小周天運行無阻，謂舌有「搭鵲橋」之稱。

三、沉肩垂肘

沉肩也稱鬆肩、垂肩。在練習中，要隨時注意肩關節鬆沉，肘關節鬆墜，同時肩膀微微向前扣抱。這樣，不但能夠使上肢舒展，增長了手臂，俗稱「梢把」長了，而且使上肢關節肌肉產生一股爭衡力和凝

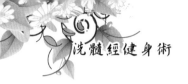

聚力，使動作沉穩紮實；同時，含胸拔背，使實腹暢胸成為可能。

還有一個重要特點就是「三屈」，即兩肘臂屈、兩膝要屈、手腕要屈。兩肘臂屈，就是臂不要完全伸直，肘關節略呈彎曲下墜，這就是垂（墜）肘。兩臂收放，肘部緊靠兩肋，既可以增強兩臂攻取之勢，又可在防守時蓄而待發。

四、含胸拔背

含胸是指胸部的舒鬆含蓄，不可挺胸外突；拔背也稱「圓背」，從後面看是使背之左右向前屈，「圓背」也。由於頭向上頂，頸部豎直，腰部向下塌，就使脊背有上下拔動之感覺，並使督脈疏通。再兩肩鬆沉，背闊肌盡力向左右伸展，使得背部上下左右產生一種「開弓」之張力。

含胸和拔背是相互聯繫的。做到了拔背也就體現了含胸。含胸拔背需要在鍛鍊中仔細體會，首先要順乎人體的自然形態，不要造作，挺胸收腹或弓背縮胸都是不正確的。不要因為「鬆肩」，而使背部過分前扣，形成「駝背」；也不要只注意脊椎挺直，忽略了

背肌的左右伸展，造成挺胸或鼓腹的毛病。

五、實腹暢胸

前面講含胸是指形態，現在講「暢胸」或「寬胸」是指內意，是一個動作的兩個方面。暢胸與含胸，主要指胸部的感受，暢胸即胸部暢達、不緊張；而實腹則是指注意點、緊張點由胸肺部轉移至腹部，「是上下前後左右，同時內壓，使腹部成為飽滿堅實的狀態」（《科學的內功拳》章乃器著）。

一般人胸部實則腹部虛，以中醫理論講，「實」為火為陽，「虛」為水為陰，火在上而水在下。若練就實腹寬胸，就叫做「水升火降」，「陰陽易位」，回復先天之體態。

六、斂臀提肛

形意拳要求臀部有意識地向裡收斂，有的稱為「穀道內提」或「撮穀道」（肛門為穀道）。不可外突翻臀（俗稱撅腚）。收斂的方法是肛門和括約肌稍加收縮上提，好像忍大便的樣子。這樣便可控制臀部的撅起，保証了尾閭的中正和含胸拔背、氣沉丹田。

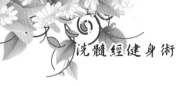

斂臀的另一主要功用是蓄勁。形意拳發放勁力時，先要蓄力儲力，後借龜尾發出，使其在剎那間爆發出猛烈的勁力，又稱「整勁」。

斂臀提肛也可單獨操練，如站立之時練習。它對痔瘡、肛漏等都有很好的療效。

七、氣沉丹田

關於丹田，眾說紛紜，有的講上、中、下丹田，有的講內、外丹田，有的講丹田專指臍下之所，謂「安鼎之所」、「結丹之地」等。至於丹田究竟在何處，無細究之必要，「其實所謂丹田，不過是一個注意點或者內部緊張點。」

章乃器在《科學的內功拳》中這樣介紹，只要明白生理上的緊張點（狀態）轉移到腹部即可。練功中以意領氣，徐徐下沉至腹部臍下，時間久了不必求所謂丹田，丹田自見。

八、腰塌脊正

腰要塌、脊要正是不可分割而又相互聯繫的。形意拳著重周身的完整和協調，「身如駑弓，拳如

箭」。如果腰部鬆軟無力，軀幹不能貫穿挺拔，整個
動作就會失掉中心，起不到「駕」的作用。

　　練習時一定要注意脊椎的中正挺拔，腰部的沉垂
塌勁，以便發揮「力達四梢，氣鼓全身」的作用。塌
腰不是腰脊僵滯，而是鬆展自然，富有彈性，成為上
下肢動作的樞紐。

　　「前俯後仰，其勢不整；左側右倚，皆身之病」。
只要注意腰塌和頭頂，就會做到脊柱正直。練習中，
脊柱應隨動作的左旋右轉而伸縮變換，以幫助臂、
腿、腰的蓄勁發力。

九、塌腕撐掌

　　形意拳除少數動作掌法稍有不同外，在基本練法
中，出掌的手形都要求腕部下塌。如三體式動作規範
要求，掌心向前下方，既有向前頂的力量，也含有向
下按的力量，整體是個向外的撐力。此乃拳譜中「三
頂」之一。

　　五指要微微分開，呈瓦楞掌，食指向上挑勁，拇
指向外展，虎口呈圓形，乃拳譜中「三圓」之一也。
兩掌心內含，又似扣腕狀，乃拳譜中「三扣」之一

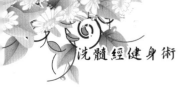

也。手的各部都不可鬆軟懈怠。

若根據要求堅持鍛鍊，則會使指、腕力量大增，氣力達手，血貫筋梢。「爪為筋梢，以爪為鋒，手攢足踏，氣勢皆雄」，則「氣力到手，有推山之力」。

十、合胯裏膝

合胯即左右胯相合，胯與肩相合。在練習時應先「鬆」後「合」，這樣才能合而不僵。

形意拳對膝關節的要求是膝與肘相合，左、右膝相應，膝挺，相互照應向裏微扣，即裏裹，使襠不漏。切不可向外撇之。

合胯與裏膝不可分割，裏膝方能合胯。在下肢來看胯為根節，膝為中節，足為梢節。要以胯推膝，以膝催足，方能進退自如，敏捷穩健。

十一、十趾抓地

十趾抓地在拳譜中是「足要扣」，即腳一落地，十趾抓地，如落地生根，入地三尺，則椿步穩健。它與上肢的「手要扣」相互呼應。

如在半步崩拳中，左腳的「採」勁即是由十趾抓

地產生的。它不是踩腳或震腳。十趾抓地，落地生根，勁從腳起，至腿、背、臂、腕、手梢節，形成一個完整之勁節。其他拳在動作中亦如此。

十二、三尖相對

三尖即鼻尖、手尖、腳尖同在一個垂直平面中，並以手為頂點。水平上，手不高於鼻子，則目光正對著手而意念集中。手高於鼻尖不利觀察，不合墜肩，不利氣血通達。垂直上，手不超越腳尖，則身體得適宜的支點。手超過腳尖，形散神遠，容易被對方牽引，不利攻防。

在實作當中三尖相對也常作為基本法則。

十三、眼視前方

眼，在拳法中稱為「先行」。拳譜中有「監察之精」、「眼觀六路」之說。

在三體椿功中，要求眼睛平視前方，或從手尖上平視出去。平時鍛鍊，目宜常運；行功之時，目力集中，全神貫注，「無人似有人」；動作時，要眼到、手到、身步到，「有人似無人」。車氏所傳形意拳，

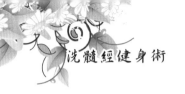

取意猴之目光，敏銳無比，稱為「猴相」，此為車氏形意拳的獨特之處。

拳譜有「眼無神，拳無魂」之論，說明眼在拳法中的重要性。在操練時，忌低頭看地、看腳、看路，否則，易養成低頭貓腰之毛病。

十四、自然呼吸（心清氣靜）

形意拳練習強調自然呼吸，不可挺胸、提腹、努氣、拙力。在運動中，身法伸縮、步法進退、手法起落要做到協調和順。

外順則內合，當呼則呼，當吸則吸，氣才能暢行無阻。氣順利交換，血暢通運行，則身體代謝功能增強，預防了疾病，身體得到了鍛鍊。

一般來講，向內蓄勁時吸氣，向外發勁時呼氣；變勢時吸氣，定勢時呼氣；收手時吸氣，出手時呼氣。這樣有利於力量集中，動作完整，氣力相合。有的人在鍛鍊中結合動作自然地發出「哼」的聲音，以表現發勁完整，以氣助力，氣力合一，這也是可以的，但一定要自然，動作和順，不可故意和強求。尤其對初學者來說，不必強求和故意模仿他人發出

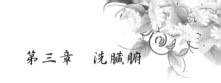

「哼」的聲音，以免配合不當；更不要有意識地控制呼吸，生硬勉強地湊合動作。

　　以上所述是練習形意拳時的基本要求。它在古拳譜中被稱為「八要」或「八字歌訣」。「八字者，頂、扣、圓、敏、抱、垂、曲、挺是也」，樁法及拳術站定時須具備此八字。此八字每一字又各有三個要求，具體如下：

　　一頂：頭向上頂，手掌向外頂，舌尖向上頂。

　　二扣：兩肩要扣，手背、足背要扣，牙齒要叩。

　　三圓：脊背要圓，前胸要圓，虎口要圓。

　　四敏：心要敏，眼要敏，手要敏。

　　五抱：丹田氣要抱，心氣要抱，兩肋要抱。

　　六垂：氣垂丹田，兩肩下垂，兩肘下垂。

　　七曲：兩肘臂要屈（曲），兩膝要彎曲；手腕要屈（曲）。

　　八挺：頸項要挺，脊背腰要挺，膝蓋要挺。

　　形意拳練習的基本要求很多，這裡我們僅擇其要點，簡略地介紹如上。

第四章 洗頭面
——自我保健按摩功理功法

第一節 洗頭面十七式行功圖解

洗頭面十七式動作名稱順序：

一、搓手

二、浴鼻

三、搓臉

四、梳頭

五、點按風池穴

六、擦眼皮

七、揉眼眶

八、眼球旋轉

九、凝視遠方

十、點壓太陽穴

十一、掐壓合谷穴

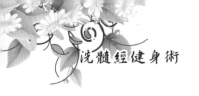

十二、叩齒（與十一合做）

十三、轉舌（與十一合做）

十四、搓耳

十五、揪耳

十六、掩耳開閉

十七、鳴天鼓

一、搓　手

兩手合掌搓熱，再用兩手掌和手背相互摩擦數十次，達到發熱程度（圖4－1）。

【說明】

手的感覺極為靈敏。人的手上有數以千計的神經末梢，還有許多與健康有關的穴位和經絡。經常性地搓手和做手指屈伸，可以改善大腦功能，促進血液循環和體內微循環，由神經末梢刺激中樞神經及腦神經，增強神經調節功能，對防治疾病有良好的效果。

二、浴鼻（即揉按迎香穴）

用兩手的食指肚反覆在鼻骨兩側及迎香穴摩擦數次；天冷時可適當增加摩擦次數，直到有熱感（圖

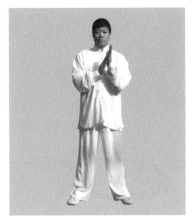 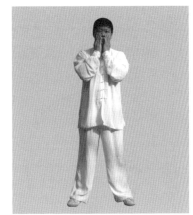

圖4－1　　　　　　　　圖4－2

4－2）。

【說明】

迎香穴屬手陽明大腸經，部位在鼻翼外緣旁開0.5寸，有「不聞香臭取迎香」之說。鼻子是我們人體呼吸空氣的要道，它具有阻擋空氣中風沙、塵土等不潔物進入鼻腔的作用；另外，還可以調節吸入空氣的溫度及濕度，保證肺部在安全狀態下呼吸（圖4－3、圖4－4）。可以說，鼻子是人體的「空調器」。

「鼻為肺之竅」，「喉為肺之門戶」，鼻、喉相遇而連於肺，鼻和喉均為呼吸的重要通道。如果經

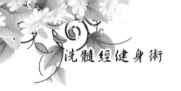

常進行浴鼻運動，不但嗅覺靈敏，還可以預防感冒，使肺火常清，增強肺臟的抗病力；同時，對鼻塞、鼻炎、過敏性鼻炎、鼻竇炎等有預防和治療作用。

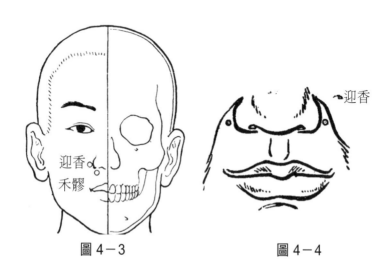

圖4－3　　　　　　　　圖4－4

三、搓　臉

將兩手掌用力搓熱後，反覆擦面數十次（圖4－5）。

【要領】

搓臉時手法要均勻、柔和、有節奏，勿用力過猛。

【說明】

搓臉的作用在於加速頭面部的血液循環，使手足三陽經絡之脈氣都活動起來。脈的主流為多氣、多血的胃經，作用於臟腑可以消除腸胃之脹滿，增進食慾，解胸間鬱悶；血液循環加快代謝，作用於皮和皮下脂肪、皮下肌肉，可以消除臉部皺紋，保持面部光澤、紅潤，使肌肉豐腴而富有彈性；此外，搓臉還可防治感冒和局部神經麻痺（圖4－6）。

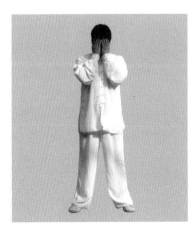

圖4－5

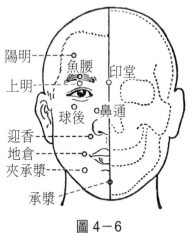

圖4－6

陽明
上明
魚腰
印堂
球後
鼻通
迎香
地倉
夾承漿
承漿

四、梳　頭

　　用兩手手指梳頭過頂，從頭後面兩耳旁下，反覆數十次（圖4－7、圖4－8）。

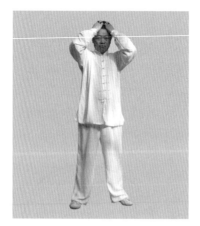

圖4－7

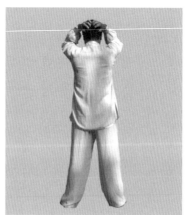

圖4－8

【說明】

　　頭部為諸陽之會，梳頭的部位為頭皮層，它是神經中樞——大腦的外部表層。經常刺激頭皮層，能加速頭部的血液循環，作用於腦神經，與意念活動一起激發潛在智力和能力；還可通調太陽、少陽之氣，對腦供血不足引起的腦血栓、高血壓、腦動脈硬化等有

良好的預防作用；對頭髮的生長有益，能預防白髮、
脫髮、頭髮稀少，還能起到白髮變黑、稀髮變濃的作
用；經常做可消除疲勞，使頭腦清醒（圖4−9、圖
4−10）。

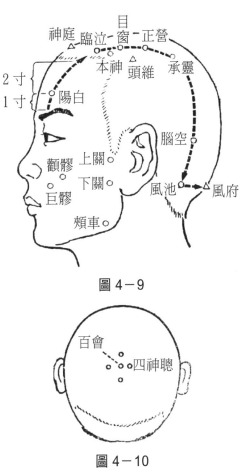

圖4−9

圖4−10

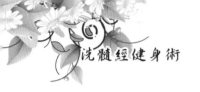
五、點按風池穴

用兩手拇指尖按風池穴片刻（圖4－11、圖4－12）。

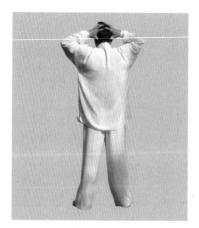
圖4－11

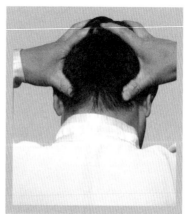
圖4－12

【說明】

此穴屬足少陽膽經穴位，在腦後髮際，頸椎兩側凹陷處，與下耳根平（圖4－13）。點按此穴具有疏解表邪、祛風清熱、明目聰耳之功效，對傷風感冒、頭痛發熱、肩背酸痛、鼻出血、眼流淚、咽痛等有良好的預防和治療效果。

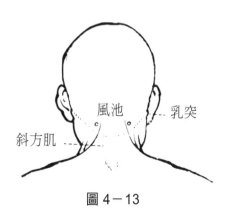

圖 4－13

六、擦眼皮

兩眼閉住，用兩手拇指背分別摩擦兩眼皮數十次（圖 4－14、圖 4－15）。

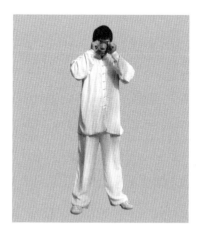

圖 4－14

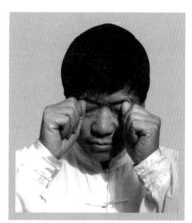

圖 4－15

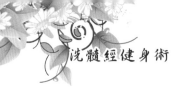

七、揉眼眶

兩手中指和食指併攏順兩眼眶內輕輕揉動摩擦數十次（圖4－16、圖4－17、圖4－18、圖4－19）。

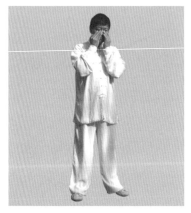

圖4－16

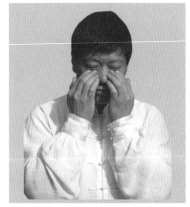

圖4－17

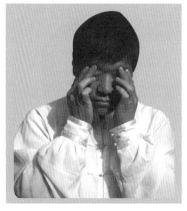

圖4－18

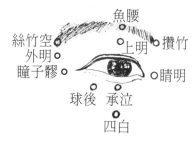

圖4－19

【要領】

揉擦時以舒適、爽朗為度，不可用力太猛、太大。

【說明】

六、七兩個動作可使眼部周圍經絡都活動起來，對眼睛能起到保護作用。經常鍛鍊可使氣血旺行，視力增強。內經云：「目得血而能視。」此外，還可防治各種眼疾。

八、眼球旋轉

凝神靜立（或坐），頭正腰直，兩眼球向左旋轉數十次後，向前注視片刻，再向右旋轉數十次，再向前注視片刻（圖4－20、圖4－21）。

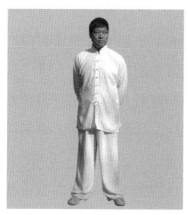
圖4－20

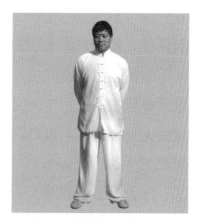
圖4－21

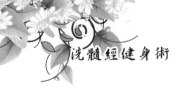
【說明】

此動作看來簡單，但如果認真去做，長久習練，自會收到意想不到的效果，可謂「眼功使睛左右旋，收效時間在老年」。

九、凝視遠方

兩眼微閉，然後慢慢睜開，選擇一個遠方目標，凝視片刻，再將目光慢慢收回，微閉。上述動作反覆做數次。

【說明】

六至九的動作，為鍛鍊眼睛，保護和恢復視力的練功方法。眼睛是人體最主要的感覺器官，身體感覺到的各種外界資訊，約90％是透過眼睛獲得的，因此說，眼睛是「大腦的天窗」，是人體的偵察員之一。眼睛與其周圍穴位及五臟六腑相通，「五臟六腑之精氣皆上注於目」，且「肝在竅為目」，目與肝的關係尤為密切，鍛鍊眼睛也能反作用於肝臟，使其功能正常。

以上的眼部鍛鍊，可明目醒腦，預防和治療各種眼疾，還能預防老年視力衰退。

十、點壓太陽穴

用兩手拇指尖分別點壓兩側太陽穴，輕輕旋轉揉動數十次（圖4－22、圖4－23）。

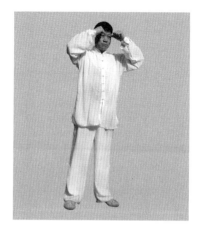

圖4－22

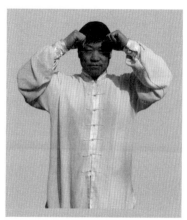

圖4－23

【說明】

太陽穴在眉梢與眼外眥之間向後一寸凹陷處（圖4－24）。太陽穴乃人身大穴之一，經常點壓、按摩此穴，可清熱疏風，明目止

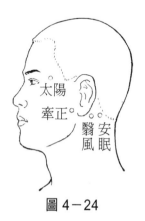

圖4－24

163

痛；對頭昏、頭痛、失眠、健忘、目赤紅腫、口眼歪斜等有預防和治療的作用。

十一、掐壓合谷穴

用拇指尖掐壓合谷穴，同時手腕旋轉，左右各做數十次（圖4-25、圖4-26）。

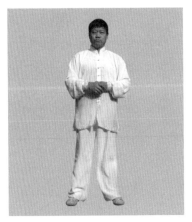

圖4-25

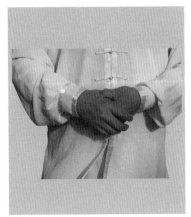

圖4-26

【說明】

合谷穴位於手背面的拇指、食指之間，即第一、第二掌骨中點，稍微偏向食指處，屬手陽明大腸經穴位（圖4-27）。它具有疏風解表、通絡止痛之功能，

對於感冒、牙痛、面神經麻痺、偏癱、神經衰弱、頭痛等有預防和治療作用。

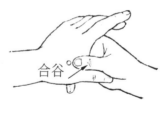

十二、叩齒（磨齒）

口唇輕閉，上下牙齒相互輕輕摩擦，或有節律地叩擊數十次。

【說明】

腎主骨，齒為骨之梢。腎中精氣充沛，則牙齒堅固不易脫落；腎中精氣不足，則牙齒易於鬆動，甚至過早脫落。反之牙齒穩固，則有益於腎。如果能養成經常叩齒或磨齒的習慣，不但牙齒堅固，可預防牙痛等疾病，還可改善血液循環，強化腎臟功能。

十三、轉舌（即舌頭轉動）

口唇輕閉，用舌在牙齒內外邊上下左右來回轉動數十次。

【說明】

心在竅為舌，「舌為心之苗」，舌是味覺與語言的器官。經常轉舌有三個作用：第一，舌運動，反作

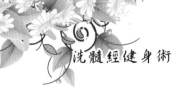

用於心臟器官，加強了心臟器官的感受能力；第二，用舌對牙床及牙齒進行了按摩，淨化了口齒；第三，大大增加了口中的唾液。醫學上把唾液稱為清津。將唾液慢慢咽下，可增強吸收、解毒和免疫的功能，有益於人體健康。

【注意】

以上第十一、十二、十三動作在習練時可一併完成。如在掐壓左手合谷穴的同時，做磨齒、叩齒動作；在掐壓右手合谷穴的同時，做轉動舌頭的淨口動作，即三動並一動。

十四、搓耳（即用兩手掌前後搓動）

兩手掌分別前後搓耳數十次（圖4－28、圖4－29）。

十五、揪　耳

用拇指和食指將兩耳輕輕揪動數十次（圖4－30）。

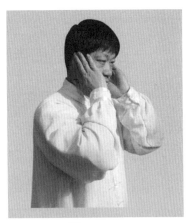

圖4－28

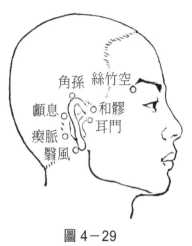

角孫 絲竹空
顱息 和膠
瘈脈 耳門
翳風

圖4-29

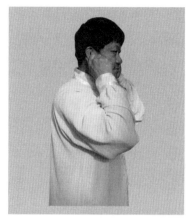

圖4-30

十六、掩耳開閉

用兩手掌掩耳開閉數十次（圖4-31、圖4-32）。

【說明】

十四、十五、十六動作可鍛鍊耳朵的聽覺功能。中醫學理論認為，「腎開竅於耳」，「腎氣通於耳，腎和則能聞五音矣」。反之，腎中精氣虛衰，則髓海失養，表現為聽力減弱、耳鳴、耳聾等。

經常對耳朵進行鍛鍊，既可以保持聽覺的正常功能，預防各種耳病，治療相關耳疾，還可以刺激腎臟

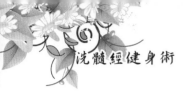
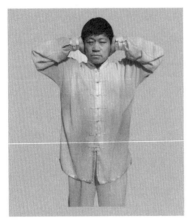

圖4-31   圖4-32

器官,加強腎臟器官的功能。

十七、鳴天鼓

用兩手掌緊按耳孔或將耳翼向前壓伏,兩手食指壓住中指,輕輕彈擊枕骨處數十次,自我感覺有「咚咚」的聲響(圖4-33、圖4-34、圖4-35)。

【說明】

頭後枕骨是十二經絡諸陽經聚會之所,又是小腦所在部位(圖4-36)。壓住耳朵,輕輕彈擊,使聲音在內迴旋、鼓蕩,猶如敲響「天鼓」,能使大腦器

官得到震動，刺激腦神經，消除腦部疲勞，增進大腦
的新陳代謝，促進思維發展。再者，內前庭等神經裝

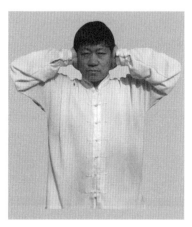

圖 4－33

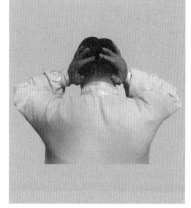

圖 4－34

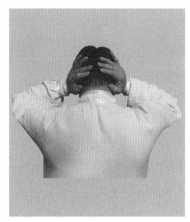

圖 4－35

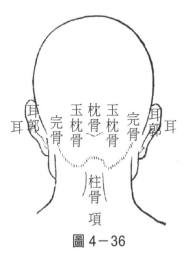

圖 4－36

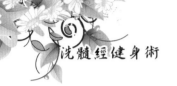

置直通大腦，透過此動作，使兩耳鼓膜得以震盪，可以加強聽覺，預防耳病。在早起或疲勞之後做此動作效果更佳。

【收式】

兩腿彎曲，兩臂內斂，含胸，然後慢慢伸腿，展胸，放鬆，深呼吸數次（圖4－37、圖4－38、圖4－39）。

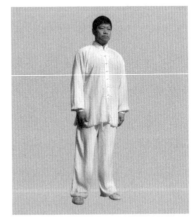

圖4－37

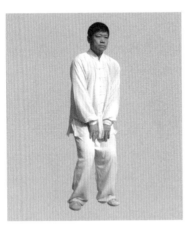

圖4－38

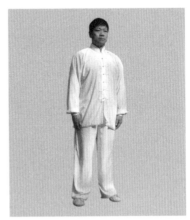

圖4－39

第二節　保健按摩的原理及作用

保健按摩，是我國傳統醫學獨特的健身和治病方法。它是運用一定的手法，刺激身體的某些部位，透過經絡傳導至內臟或病灶，來達到防治疾病、養生保健、延年駐顏的目的。

保健按摩既可自己進行，即自我保健按摩，也可讓別人按摩，即被動按摩。自我保健按摩是《洗髓經》中的一項重要內容，它包括全身按摩和頭面部按摩。

中醫理論認為，人是一個有機整體，各個組織器官在功能上相互協調、相互作用，因而在病理上也相互影響。人體以五臟為中心，透過經絡的作用，將人體各臟腑、孔竅以及皮毛、肉、筋、骨等組織緊密聯結成一個統一的整體，並透過氣、血、津、液的作用，完成機體統一的活動。

大家知道，頭為諸陽之首，內含腦髓，位居至高，統領全身，是人體的司令部；而外五官又與內五臟相連屬，所以對頭面部的按摩有統領全身的效果。

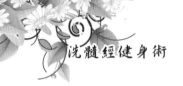

在這裡介紹的就是以按摩頭面部為主的自我保健按摩，稱為洗頭面（圖4－40、圖4－41、圖4－42）。

洗頭面十七式的動作，經過多年群眾性健身鍛鍊實踐表明，每一動作單練可以起到針對性的作用，若堅持做完全套動作即可收到調理陰陽、疏通經絡、全面保健的效果。

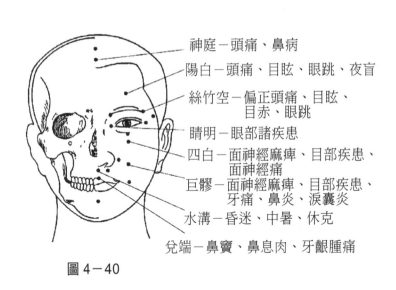

神庭－頭痛、鼻病

陽白－頭痛、目眩、眼跳、夜盲

絲竹空－偏正頭痛、目眩、
　　　　目赤、眼跳

睛明－眼部諸疾患

四白－面神經麻痺、目部疾患、
　　　面神經痛

巨髎－面神經麻痺、目部疾患、
　　　牙痛、鼻炎、淚囊炎

水溝－昏迷、中暑、休克

兌端－鼻瘜、鼻息肉、牙齦腫痛

圖4－40

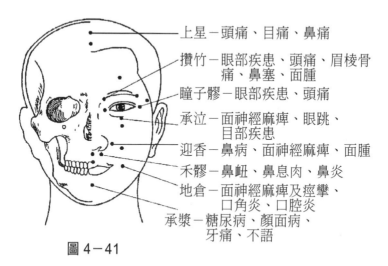

上星－頭痛、目痛、鼻痛

攢竹－眼部疾患、頭痛、眉棱骨
　　　痛、鼻塞、面腫

瞳子膠－眼部疾患、頭痛

承泣－面神經麻痺、眼跳、
　　　目部疾患

迎香－鼻病、面神經麻痺、面腫

禾膠－鼻衄、鼻息肉、鼻炎

地倉－面神經麻痺及痙攣、
　　　口角炎、口腔炎

承漿－糖尿病、顏面病、
　　　牙痛、不語

圖 4－41

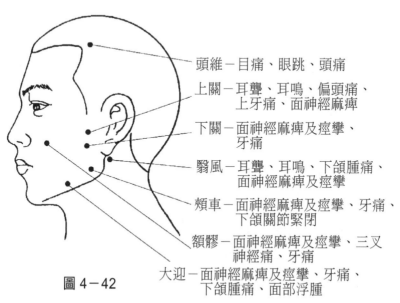

頭維－目痛、眼跳、頭痛

上關－耳聾、耳鳴、偏頭痛、
　　　上牙痛、面神經麻痺

下關－面神經麻痺及痙攣、
　　　牙痛

翳風－耳聾、耳鳴、下頷腫痛、
　　　面神經麻痺及痙攣

頰車－面神經麻痺及痙攣、牙痛、
　　　下頷關節緊閉

額膠－面神經麻痺及痙攣、三叉
　　　神經痛、牙痛

大迎－面神經麻痺及痙攣、牙痛、
　　　下頷腫痛、面部浮腫

圖 4－42

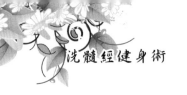

第三節　其他部位的保健按摩

本節所講內容，雖沒安排在早晨鍛鍊項目之列，但在日常工作、生活中均可習練，對功能的康復、身體素質的提高均有益處。這些動作可以在室內、室外做，可坐、可臥。由於篇幅有限，僅將其中較重點的穴位、較簡單的動作、較有效的方法介紹給大家，以供參考。

一、拍打胸部

兩手五指展開，用指面拍打胸部，然後以掌對胸部進行按摩。

【要領】

注意拍打力量和速度要適中。

【功用】

拍打胸部，意在使胸腔內器官受到振動，產生相應的收縮與擴張。拍打、按摩，可以寬胸理氣，宣肺平喘，清咽利喉，增強心肺功能。

二、按摩腹部

用左手掌心貼於腹部，右手按於左手背上，以肚臍為中心，按順時針方向以橢圓形用力深揉 36 次，然後再反方向揉腹 36 次。

【功用】

按摩腹部可採用站、坐或臥式，以臥式效果最佳。按摩範圍可在胸腔以下部位。經常性地對腹部按摩，能夠促進內臟的分泌、吸收和消化功能，疏通經絡，氣血交換，對於胃痛、胃十二指腸潰瘍、急慢性胃炎、腹脹、消化不良、便秘、腹瀉、痛經、尿瀦留等都有預防和治療作用。

三、搓腰眼

兩手對搓發熱後，將左右手掌心分別貼於兩側腰部，緊按腰眼，用力上下搓 36 次。

【要領】

上下搓動時，動作要快速有力。

【功用】

這個動作採用站姿或坐姿最佳。腰眼位居帶脈

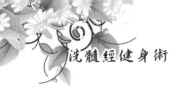

（環繞腰的經脈）之中，也是腎臟所在部位，喜暖惡寒。搓腰眼不僅溫暖了腰部，而且可以增強腎臟機能，疏通帶脈，久練對於預防和治療腰部不適症有很好的效果。

四、捶脊、骶

兩手握拳，用拳眼處捶擊背脊兩側，上至盡可能高的部位，下達骶尾，上下來回捶數遍。

【功用】

背脊兩側主要為足太陽膀胱經之主要俞穴，經常捶擊按摩可刺激經絡的興奮，改善和調節內臟器官的功能。

五、推兩臂

先用右手五指於左膀自上而下（自肩部至腕部）地擠捏數十遍，而後反過來，左手五指在右膀自上而下地擠捏數十遍；然後用右手掌自上而下對左臂進行按摩，再用左手對右臂進行按摩。

【要領】

擠捏時要有酸脹之感，按摩時要有溫熱之感。

【功用】

透過對兩臂的按摩，鬆弛肌肉，活動經絡、氣血，可預防和治療肩關節及肘等處的疾病。

六、搓大腿

採用坐位，用兩手掌搓動左右大腿，從大腿根部到膝蓋，然後自上而下地擠捏、拍打，至皮膚微紅為好。

【功用】

它可促進大腿的血液循環，使氣血暢通，預防和治療表皮神經麻木，增強肌肉彈性。

七、捏小腿

採用坐位，用手指捏動小腿部肌肉及跟腱。

【功用】

它可使肌肉得到鬆弛，還可疏通經絡，消除血液循環障礙及下肢酸脹麻木、小腿肌肉痙攣等症。

八、搓腳心

此動作可採用坐姿或臥姿。將左（右）腳放在右

（左）腿上，兩手搓熱，以手掌側或拇指用力快速搓腳心。

【功用】

腳心即湧泉穴，是足少陰腎經的起點。常搓此處，可導引腎臟虛火下降，並能舒肝明目，預防和治療神經衰弱、失眠、耳鳴、高血壓等症。

九、扳腳趾

採用坐位，兩腿伸直，上體前傾，兩手盡量勾扳腳趾數十次。

【功用】

此法有強腰固腎之作用。

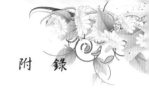

附　錄

播撒心血映晚霞

─記16年義務傳授祖傳「洗髓經」的布華軒老人

　　1980年，布華軒從太原鐵路局退休了。這年春天，正逢全國武術觀摩大會在太原舉行，他有幸被邀請參加大會，並擔任裁判，參與評議工作。會議期間，來自全國各地的武術老前輩，挖掘了一大批武術遺產，無私地向大會獻寶獻藝，於是他萌發了將其父生前創編的「洗髓經」奉獻給社會的念頭。

　　會議一結束，布華軒便積極地投入挖掘、整理工作。他夜以繼日，翻閱資料，研究功理，切磋功法，很快把這一寶貴文化遺產整理了出來。後經太原市體委批准，多年兼任山西省武術隊形意拳教練、山西省形意拳研究會副會長的布華軒，辦起了太原市「洗髓

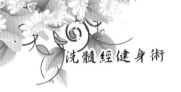

經」輔導站，並親任總站長。

起初，一些老、弱、病患者，抱著試試看的態度前來練功。布華軒心裡有數：不怕你懷疑，就怕你不練。他對祖傳秘功的健身作用充滿信心。他起早貪黑地口傳身教，說功講理，認真指導。

一個月下來，練功者嘗到了甜頭，感到神清氣爽，精力充沛。幾個月之後，有的癱瘓者竟扔掉了拐杖，高血壓恢復了正常，長年病休的職工重新走上了工作崗位。這一消息被山西省電視台播出後，慕名求學者應接不暇。

為了使這一功法為更多的人造福，布華軒辦起了輔導員培訓班。幾年來，僅在太原市就舉辦各種培訓班 100 多期，培訓輔導員 200 多人，培訓學員 2500 多人。每一次布華軒都是悉心指導，不收分文。

在辦班的同時，他還與其弟布秉全將「洗髓經」進行了加工整理並正式出版，一版再版，發行了幾萬冊。十幾年來，布華軒不僅為山西省 70 多個縣市培訓「洗髓經」骨幹 500 多人，還為北京、天津、西安等地的 20 多個縣市培訓了 2000 多人，有效地推廣了這一健身功法。

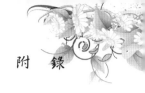

　　為了考察「洗髓經」的健身效果，晉陽形意拳社曾進行了數次調查，認為「洗髓經」有明顯的健身、祛病作用，尤其對調理高血壓、冠心病、肺氣腫、腸胃疾病、腎臟疾病、神經痛、風濕等效果更為顯著。中國民建太原市委員會原辦公室主任張家規，50 歲後多病纏身，患有失眠、胃潰瘍、便血、腎炎、腰腿痛等症，連站立都很困難。練「洗髓經」三個月後，病情減輕，飯量增加。半年之後，精力充沛，關節的彈性、韌性大增，吃飯香，睡覺甜。有一年冬天他去東北，在 − 30℃ 嚴寒下仍堅持練功，這一個冬天他都不曾咳嗽、感冒。別人問他吃了什麼「神藥」，他說：「吃了『洗髓經』長生不老藥。」

　　十多年來，布華軒義務為群眾輔導「洗髓經」，取得了豐碩的成果。他也受到人民和政府的尊重，多次被評為全國、省、市優秀輔導員，全國武術挖掘整理先進工作者，後來又被推選為山西省武術協會副主席。他的先進事蹟多次在山西省、太原市的電台、電視台、報紙、雜誌上報導，給人們留下了難以忘懷的印象。

　　展望今後，年已古稀的布華軒老人深情地說：

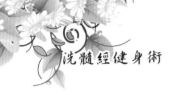

「我是一個共產黨員，只要還有一份力，就要把它使在為黨和人民服務的工作中去。『晚霞無限好，光輝照人寰』，就是我的夙願。」

（孫以煜，《國際氣功報》，1980 年 8 月 28 日）

弘揚民族文化傳統，光大民族健身精神

—熱烈祝賀「洗髓經」向社會推廣 20 周年

今年是「洗髓經」全面向社會推廣 20 周年。20 年來，「洗髓經」在黨和政府的關懷與支持下，在山西省武術協會副主席布華軒先生積極推廣下，迅速走向社會，並獲得了重大發展。由一個不太知名的小健身站發展到 50 多個大健身站（點）；由幾個人參加鍛鍊的小項目發展到十萬多人參加鍛鍊的大項目；由太原一個城市發展到全省以及全國許多大中城市；同時，「洗髓經」還被國家體委列為首批向社會推廣的體育健身項目，編入《中華體育健身方法徵集第一卷》大

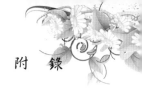

型系列叢書，成為實施《全民健身計劃綱要》系統工程中的一個組織部分。20 年來「洗髓經」的發展史，充分顯示了這套健身功法不僅具有良好的強身健體的實用價值，而且具有嚴密的科學性和可練性，因而備受廣大群眾的歡迎。

「洗髓經」是一種古老的拳術，是和醫術相結合的健身術，源遠流長，是我國民族文化遺產中的瑰寶。由於歲月的變遷，這套健身功法失傳多年。新中國成立後，原全國武術協會委員、著名形意拳家布學寬先生，為弘揚民族文化傳統，光大民族健身精神，經多年精心鑽研和發掘，並按人體結構和生理與心理特點，重新創編了這套由「保健按摩」、「五行六象」和「洗髓十八式」三個內容四十六個動作組成的「洗髓經」。由於它具有獨特的健腦、健身、健心的功效，加之動作輕捷，簡練易學，又不受場地、器材、季節、性別、年齡的限制，因之很快在群眾中得到推廣和普及。

「洗髓經」源於山西，整個功法除繼承了我國古老的剛柔相濟、實用健身武術的傳統外，還蘊含著山西純樸、渾厚的鄉土氣息，是健身功法百花園中一

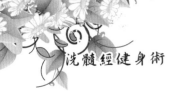

枝靚麗的奇葩；這套功法的創編和面世，是山西的驕傲，也是對全國人民的貢獻，是功在當代、利在千秋之舉。因此，作為每一位「洗髓經」練功者，都應珍視這份榮譽和責任，更好地學練和鑽研「洗髓經」功理與功法，使它更加發揚光大，更好地造福於人類。

今年是龍年，又是千禧之年。在此新舊世紀之交，千載難逢的大好年代裡，我們衷心祝願「洗髓經」健身站越辦越好，越來越顯示出其巨大的生命力，在實施《全民健身計劃綱要》和創建文明、健康、科學、和諧的社會生活方式中發揮越來越大的作用。

太原市老年人體育協會副主席　呂福宇

2000 年 8 月 28 日

大原市老年體協舉辦健身娛樂大賽
紀念「洗髓經健身法」推廣 20 周年

太原市老年體協於 2000 年 10 月 13 日在太原工人文化宮廣場舉辦「紀念洗髓經推廣社會 20 周年大會

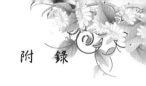

暨健身娛樂大賽」，市老年體協主席董藝、常務副主席程庚午、副主席張宇英，市體委群體處處長韓平、競賽處處長常毅勤，省、市武術院，市導功委，市健身舞指委，市太極拳總站，市洗髓經總站的負責人和一千餘名洗髓經健身法愛好者歡聚一堂，載歌載舞，熱烈慶祝洗髓經推廣 20 周年。

　　董藝主席講話，他說：「參加洗髓經 20 周年大會，我十分感動。衷心感謝布華軒先生一家三代為創建傳播洗髓經健身法，弘揚中華民族傳統文化作出的貢獻。希望洗髓經健身法能夠更好地造福太原人民，為人民群眾的強身健體，為實現太原創建健康老齡化城市的目標，作出應有的貢獻。」

　　程庚午常務副主席講話，他說：「在紀念洗髓經推向社會 20 周年的時刻，我們懷念洗髓經的創始人──我省著名的老武術家布學寬先生。該套功法是他經過多年的親身演練，根據中醫學理論創編而成的。經過 20 年來廣大群眾的習練，從實踐中進一步驗證了洗髓經在強身健體方面的科學價值。它的健身效果非常明顯，並具有易學易記、簡便易行、安全可靠的特點，同時不受年齡、性別、體質、場地和器材

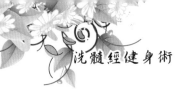

的限制，深受廣大群眾，特別是老年朋友的歡迎。1996年，洗髓經健身法被國家體委正式審定為『民族傳統健身方法』，並被選人《中華體育健身方法》第一卷，成為實施全民健身計劃，向全國推廣的健身項目之一；正由於此，市老年體協從一開始，就把洗髓經的推廣、發展工作列入工作日程。多年來，在市領導、市體委、市體總的重視與支持下，經過洗髓經總站和廣大愛好者的積極努力，洗髓經有了很大的發展，為廣大老年朋友的健康，為全民健身計劃綱要的實施，作出了貢獻。」

他還說：「在紀念洗髓經推向社會20周年的時候，我們一定要繼續發揚布學寬先生善於學習，勇於創新，誨人不倦，對技術精益求精的精神，把洗髓經的推廣、發展工作做得更好，使它能為人民的健康，為全民健身計劃綱要的實施，為兩個文明建設作出更大的貢獻。」

洗髓經總站站長布華軒簡要總結了洗髓經健身法推廣20年來，由小到大的發展歷程，以及取得的良好健身效果和社會效應。贊助這次會議的山西天長地久食品有限公司、黃河城市高爾夫俱樂部領導作了講

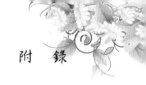

話，宣讀並展出了中華體育總會副主席徐才、省老年體協顧問王金貴、市老年體協主席董藝、市老年體協副主席呂福宇的題詞和賀信。

會上，有 22 支代表隊，800 多人分別進行了洗髓經十八式、形意五行六象、子午劍、秧歌舞、竹板舞、腰鼓等項目的表演比賽。他們動作整齊，技術水準高於往常，14 站、17 站、11 站 3 個站的代表隊獲得最佳獎，129 站等 6 個站的代表隊獲一等獎，169 站等 13 個站的代表隊獲得二等獎。這次參加表演比賽的絕大部分是 60 歲以上的退休人員，年齡最大的 90 歲。在山西大學讀書的巴西留學生馬超強，由於十分喜愛洗髓經也參加到表演比賽的行列中，一起參與了這一具有山西特色的活動。表演賽充分展示了改革開放以來，全市老年人積極參加全民健身、科學健身活動的風采。

《太原日扮》、《山西商報）、《老友報》、《山西科技報》、《山西晚報》、黃河電視台、太鐵有線台等新聞單位分別報導了這次活動。

（摘自《太原老年體育工作簡報》
2000 年 11 月 16 日第八期）

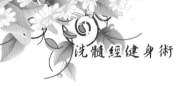

布學寬老師傳《洗髓經歌》

健身養老《洗髓經》，延年益壽勝易筋。

經絡臟腑肢節動，練功脊髓督脈經。

導引按摩清頭腦，叩齒眼耳鼻舌靈。

腦脊腰腿三環節，先練五段基本功。

甩臂腰髓同顫動，轉腰俯仰胸腰伸。

彎腰撈月與撲食，扶正祛病可百令。

（孫東元，字太初，筆名冬園，祖籍揚州，出身書法世家，為趙鐵山入室弟子。早年曾留學日本，婦產科專家。山西布學寬研究會顧問，中國書法家協會會員，書協山西分會名譽理事，原山西省政協常委）

贈布華軒老師

周秦導引熊鳥伸，漢代華佗演五禽，

布師武術承傳統，形意洗髓煥青春。

門人吉偉

（吉偉，1909－2007，山西侯馬人，布華軒先生弟子，著名劇作家，1982年開始學練洗髓經，健康地度過98歲）

常練「洗髓經」，袪病又健身

我年近七旬，從50歲左右就患有嚴重的冠心病；1952年曾患心肌梗塞，經醫院搶救才脫險，但是經常心絞痛，常服多種擴展血管藥物，也只能暫時緩解，不能解決根本問題；還患有肺氣腫、胸膜炎、腰腿痛等疾病，經多方治療，功效甚微。

1979年，布華軒老師來機關傳授了兩次「洗髓經」，我開始堅持習練。半年後各種疾病均見好轉，特別是冠心病、心絞痛基本消失，藥物全部停服，腰腿病也基本痊癒。原來上樓很吃力，現在可跑步上到三樓不覺氣短，其他疾病也感好轉。從此，我對練「洗髓經」信心十足，我認真堅持了九年，從未間斷。

總之，習練「洗髓經」九年來，飲食增加，睡眠安穩，精神飽滿，整個身軀輕鬆有力，腿腳靈活。不少老人詢問我健身之道，答曰：「常練『洗髓經』，

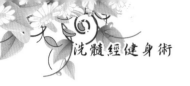

祛病又健身。」「洗髓」確實不太容易，尤其要達到有病治病、無病健身之目的更不容易。

我的體會是：貴在堅持，從不間斷。無論刮風下雨，還是嚴寒酷暑；無論出差旅行，還是頭痛腦熱，從不間斷。為了達到目的和預期效果，必須要有恒心毅力，認真堅持，必見成效。練功時要思想集中，排除雜念，意念人靜，意守丹田，呼吸自然，雙目微閉。在練功時不得帶半導體邊聽邊練，不要議論國事、家事，不要交頭接耳、東瞧西瞧，以免影響效果。

練功須掌握好三個要領：第一伸展，練功時雙臂要伸展，而且要堅持全過程；第二彎曲；第三旋轉，除頭部旋轉外，主要在腰部，回頭望月、鳳凰展翅、柳樹盤根、撥雲見日，都要由腰部旋轉來帶動，能促進胃腸蠕動，助消化，健脾胃。

另外，動作要基本準確，不能隨心所欲。練功時間要因人而異，循序漸進。運動量大小要根據身體情況而定，不可勉強，以免適得其反。總之，生命在於運動，運動在於堅持。

（《并州老年報》，張毅，1989 年 2 月 21 日）

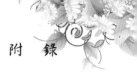

我學練「洗髓經」的體會

今年我退休了，身心解脫，自覺安閑，慕名到桃園學練「洗髓經」。從 7 月份參加以來，已有四個多月了。天天五點半起床，六點到站，練功 45 分鐘，從未間斷。健康狀況有明顯好轉，蒼白的臉色顯出紅潤，柔弱的身軀變得硬朗，萎靡的狀態有了生機。更感欣慰的是睡覺有了好轉，不用再為徹夜難眠而惆悵、苦惱了。我真正嘗到了甜頭。

透過實踐我有三點體會：

1.「洗髓經」活動全面，從上到下，從裡到外，都在動，重點是脊髓、精髓和腦髓。活動形式簡單，運動量可大可小，動中有靜，靜中有動，最適宜於中老年人健身。

2.鍛鍊身體，貴在堅持。不能心血來潮，狂熱一時；也不能急於求成，立竿見影。要有信心，更要有耐心，持之以恆，三年五年，甚至更長時間，可以達到無病防病、有病治病、身心健康、安度晚年的目的。

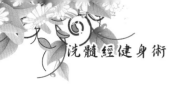
3.練功要認真，多請教，每一動作都要細心體會，吃通、吃透，做起來一絲不苟。切忌馬虎，切忌思想不集中，不認真，否則即使週而復始，效果仍然平平。

（《并州老年報》，蘇克，1992 年 11 月 21 日）

參加洗髓經健身活動的體會

我參加洗髓經健身活動近二十年了，由於堅持參加健身活動，獲益匪淺。雖然我年近七旬，但身體健康，步履輕捷，腰板硬朗，耳不聾，眼不花，不論步行還是騎車，行動自如。多年來參加健身活動，親身實踐，體會頗多。

一、洗髓經健身活動是中老年人的最佳選擇。它具有許多優點，例如好學易懂，簡單全面，眼、耳、口、鼻、舌；腰、背、腿、腳、膝，從上到下，從裡到外，都要活動到，動作連貫柔和，上下協調完整，不受地點、時間、年齡、場地等的限制，還可根據不同身體條件，因人而異地選擇練習，其動作幅度可大可小，動作次數可多可少，活動速度可快可慢，動作

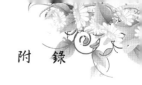

姿勢可高可低，量力而行，盡力而為。

　　二、洗髓經健身術四十多個動作都有針對性。例如「劈腿揉膝」可增加腿部的彈性，防止腿部的過早衰老；又如「屈膝下蹲」可以增強心肺功能，防止頭暈頭疼；再如「甩臂」動作能使經絡暢通，血脈流暢。不少中老年朋友經過一段時間的鍛鍊，所患心腦血管疾病、腰酸、背困、腿抽筋等都有不同程度的好轉。

　　三、洗髓經健身活動隨時隨地都可進行。如長期伏案工作或從事單一工作的人，容易患頸椎、腰椎的疾病，按照要領，活動一下頸部，做個「頸部旋轉」、「回頭望月」、「腰部旋轉」、「柳樹盤根」，立刻就會感到輕鬆了許多。

　　四、洗髓經鍛鍊貴在堅持。我參加此項健身活動20年，期間，與疾病絕緣，這正是堅持鍛鍊的結果。我希望所有的朋友一定要堅持參加健身活動，不能三天打魚兩天曬網，要有耐心、信心和恒心，堅持就有收穫。

　　五、參加洗髓經健身活動不但可以健身，而且可以廣交朋友。人不能離開集體，老年人尤其如此，與

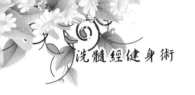

人和睦相處，生活才有樂趣。離群索居，易滋生失落感、孤獨感，對老年人身心健康不利。和老年朋友在一起表演比賽、參觀旅遊、養花植樹，增長了見識，促進了身心健康。說說笑笑，熱熱鬧鬧，互通有無，取長補短，閑聊能長見識、解心憂，有時一句箴言能解開多年心中解不開的疙瘩。

由於我是總站的成員，我和各站的站長聯繫比較多，接觸面廣，提高了自己的認識水準，培養了自己的組織能力。工作中有失敗的教訓，也有成功的經驗，雖然勞累，雖然辛苦，但累中有樂，苦中有甜，多年來為大家、為集體無私奉獻，樂此不疲，我感到幸福，感到光榮。

太原市洗髓經總站　董玉蘭

2007 年 5 月

堅持參加洗髓經鍛鍊
使我有了強健的體魄

20 年前我是一個體弱多病的人，嚴重的神經衰弱讓我變得身體單薄，人們都說風都能吹跑我。我到處

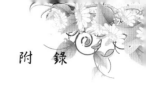

看病，天天吃藥，整天沒精打采、情緒低落，非常苦惱。

　　1988 年，有人推薦我參加一下體育鍛鍊，我就近到了太原市第十四健身指導站，參加洗髓經健身活動。在郭萬隆站長的指導下，我一招一式認真學練，並且用心體會健身原理，慢慢地我對這套健身方法有了許多認識：洗髓經是一套從上到下、從內到外較全面的健身方法，運動量可大可小，適合不同年齡、不同性別、不同職業、不同條件的人群鍛鍊。我堅持了一年多後，身體素質增強了，病痛減少了，精神面貌得到了很大改觀，弱不禁風的形象沒有了，許多認識我的人都說我像換了個人。

　　參加洗髓經鍛鍊使我獲益匪淺，這也進一步增強了我堅持鍛鍊的信心。1989 年，我參加了洗髓經骨幹培訓班，在布華軒師傅親臨講解和指導下，經過刻苦的學習和訓練，不論是在理論還是動作上都有很大的提高。1989 年 9 月，形意拳社發給我洗髓經輔導員證。1991 年，太原市體育協會正式聘請我為第十四健身指導站指導員，並頒發聘書。1996 年，經過培訓考試，市體秀發給我結業證書和國家二級社會體育指導

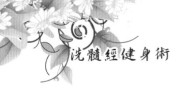

員證。

　　經過幾年的學習和鍛鍊，我從一個體弱多病的人成長為一名健身指導站的指導員，同時也是健身總站的成員，對全民健身起著領頭、示範的作用。這都是堅持參加洗髓經健身鍛鍊的結果。

第十四健身指導站指導員　趙改苗

2008 年 3 月

洗髓經治好了我的肩周炎

　　我從工作崗位退下來後休息在家，無所事事，漸漸地發現原先就有的肩周炎越來越厲害了，嚴重的時候臂抬不起來，活動受限，嚴重影響了我的生活。我想不能這樣下去，必須振作起來，參加體育鍛鍊，改變這種生活狀態。

　　於是我和老伴去了公園，尋找適合我們的健身活動。看到那些參加洗髓經健身活動的人，有的年紀比我們倆還大，但他們個個精神飽滿，身體活動自如，讓我和老伴羨慕不已，一問才知道他們中許多人也是由於飽受疾患的困擾，才走出家門尋找健身方法，沒

196

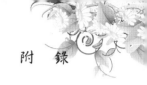

想到一練上洗髓經就迷戀上它，每天不練洗髓經，渾身上下不舒服，不知不覺中體質增強了，身體健康了，多年的疾病不見了。聽到他們的介紹，我也將信將疑地跟隨他們開始了活動。

為了早一些恢復健康，我堅持每天在公園練習洗髓經，回家之後和老伴一起琢磨、研究，不到一個月的時間，肩周炎明顯改善，漸漸地完全好了。

透過洗髓經的練習，我見證了洗髓經的神奇。洗髓經由上而下、由裡而外的運動，對身體進行調整、修復；對疾患部位可針對性地重點做幾個動作，以達到治病健身的目的。

後來我認識到，洗髓經由甩臂及手指的屈伸活動，既可以活動肘、肩等關節，治療肩周炎；又可以促進人體經絡的暢通，促進腹腔的血液循環，改善腸胃功能，調節脾胃，增進食慾。而針對腰椎脊柱的鍛鍊，能有效地預防和治療腰椎、頸椎的各種疾病，加強中樞神經系統的調節和控制能力，達到有病治病、無病健身、養生駐顏、延年益壽的目的。

我與老伴一起堅持每天早晨參加洗髓經健身鍛鍊活動，至今已有十多年了，不僅自己練，還帶領大家

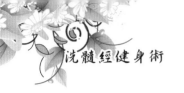

一起練，給新來參加活動的人講自己的健身體會、心得，使大家盡快地受益，同時自己在健身活動中也得到了樂趣。

太原市洗髓經總站副站長　梁志成

2008 年 10 月

神奇的洗髓經健身術

　　他，從醫 40 年，是太原市中心醫院名醫專家。他以中西醫結合的卓越成效獲得「白求恩式的好大夫」、「趙雪芳式的白衣戰士」銅質獎章。

　　2007 年，在太原市和衛生局組織的「紀念傅山先生誕辰 400 周年」國際研討會上，他榮獲市政府頒發的「優秀中醫專家」稱號；2008 年，《龍城名醫》刊登了其成長經歷和醫學成就，他在心、腦、腎病，糖尿病，高血壓，冠心病方面的治療，傅山男、女疾病的診治，眩暈——美尼爾氏綜合徵的治療，鼻炎、耳鳴、耳聾、慢性咽炎及頸椎、腰椎病的中西醫結合、針灸治療等方面特有專長，其療效遠近聞名。他就是

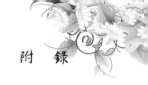

李效賢主任醫師。

　　但在十多年前，李大夫因早年的體弱多病和經常廢寢忘食地給人看病，積勞成疾。他希望能有一種適合他的健身活動，以增強體質，消除疲勞；更希望有一種適合中老年人的健身活動，解除疾病的困擾，防止亞健康狀態的發展。

　　5年前的一天，李大夫出現在迎澤公園。艷陽初照，春光明媚，在「洗髓經健身指導站」的旗幟下，人們認真地跟著168站健身指導員做著「劈腿揉膝」、「屈膝下蹲」、「海底撈月」等動作，他也認真地跟著比劃，每天活動完，指導員又給他講解要領、糾正動作。工夫不負有心人，在他的堅持下，不到一個月腰不困了；數月之後，精神狀態顯著改變。

　　他就像找到寶貝一樣，趕緊將學到的方法教給前來看病的人們，結合他的治療、針灸，許多疑難雜症患者病情有了顯著好轉。

　　腰椎間盤突出的患者陳恭，在某大醫院準備做手術，諮詢李大夫後出了院。李大夫以針灸按摩配合洗髓經健身術給他治療。陳恭不到三個月便行動自如了。又如，糖尿病患者許福興等人，經過李大夫的治

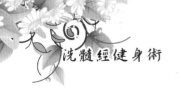

療，配合練習洗髓經，病情在短時期內均得到不同程度的好轉。

　　李大夫說，洗髓經是一套非常好的健身方法，非常適合疑難雜症患者和亞健康人群，它能加強中樞神經系統的調節和控制，調劑盈虧，使其陰陽氣血趨于平衡，它還能持盈保泰，固本榮枝，洗心滌慮，清除汙穢，使青春永駐。這就是洗髓經健身術的神奇之處。

布麗芬

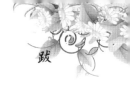

跋

　　自著名武術大師、形意拳名家，先祖父布學寬先生創編的洗髓經健身術問世以來，就受到社會各界的認可；但直到 1980 年，在父親布華軒的大力推廣、不懈努力下，人們才逐漸體會和感悟到習練洗髓經的諸多優點，並廣泛地傳承開來，求學者絡繹不絕。

　　洗髓經健身術在走、站、坐、臥等方面都有一套行之有效的方法，而現在介紹的這套方法僅適合群體在公共場合，進行原地定步和原地帶步的練習，有三部分內容，四十六個動作，一般在 45 分鐘左右完成，這部分內容已製成光碟，配合書的出版，便於參照學習。還沒有介紹的走、站及坐、臥的其他練習方法以後將陸續介紹給大家。

　　《洗髓經健身術》能重新出版，不是我布氏一族的一己之力所能完成的，它凝聚了社會各界賢達之

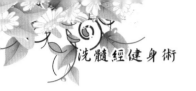
士的關照、呵護和厚愛。在此，我衷心感謝山西省非物質文化遺產保護中心、山西省體育局、太原市文化局、太原市體育局、太原市老年體協、洗髓經健身總站的各位領導及洗髓經健身術愛好者多年來對它的關心、愛護和支持；感謝父親布華軒、叔叔布秉全先於1984 年編著出版了《洗髓經》；感謝師兄吳利生先生、同學許可先生及太原市蘋果數位印刷公司提供的無私幫助和支持；感謝家人、朋友給予精神、物質上的鼓勵和保證，尤其是好友山西太原瀚海文化工作室的王占偉先生的大力支持和幫助。

《洗髓經健身術》一書雖然出版了，但由於水準有限，難免有編寫失誤和疏漏之處，誠祈各界前輩、師長和同好不吝賜教。最後，我真誠地希望社會各界朋友在今後的歲月裡，繼續給予持久的關注、呵護和厚愛。

布援強

導引養生功

全系列為彩色圖解附教學光碟

張廣德養生著作　每冊定價350元

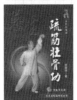
定價350元

定價350元

定價350元

定價350元

定價350元

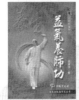
定價350元

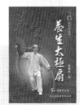
定價350元

定價350元

定價350元

定價350元

輕鬆學武術

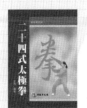
定價250元

定價250元

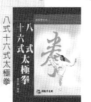
定價250元

定價250元

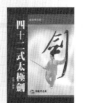
定價250元

定價250元

定價250元

定價250元

定價280元

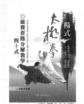
定價330元

太極跤

定價300元

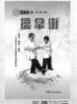
定價280元

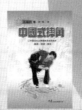
定價350元

彩色圖解太極武術

定價220元

定價220元

定價220元

定價220元

定價350元

定價350元

定價350元

定價350元

定價350元

定價350元

定價350元

定價350元

定價350元

定價220元

定價220元

定價220元

定價350元

定價220元

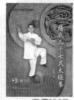
定價350元

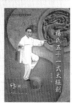
定價350元

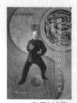
定價220元

定價220元

定價220元

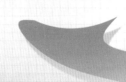

養生保健 古今養生保健法 強身健體增加身體免疫力

太極武術教學光碟

太極功夫扇
五十二式太極扇
演示：李德印 等
(2VCD)中國

夕陽美太極功夫扇
五十六式太極扇
演示：李德印 等
(2VCD)中國

陳氏太極拳及其技擊法
演示：馬虹(10VCD)中國
陳氏太極拳勁道釋秘
拆拳講勁
演示：馬虹(8DVD)中國
推手技巧及功力訓練
演示：馬虹(4VCD)中國

 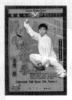

陳氏太極拳新架一路
演示：陳正雷(1DVD)中國
陳氏太極拳新架二路
演示：陳正雷(1DVD)中國
陳氏太極拳老架一路
演示：陳正雷(1DVD)中國
陳氏太極拳老架二路
演示：陳正雷(1DVD)中國
陳氏太極推手
演示：陳正雷(1DVD)中國
陳氏太極單刀・雙刀
演示：陳正雷(1DVD)中國

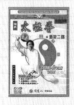 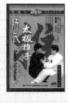 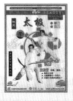

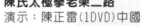

郭林新氣功
(8DVD)中國

本公司還有其他武術光碟
歡迎來電詢問或至網站查詢
電話：02-28236031
網址：www.dah-jaan.com.tw

原版教學光碟

歡迎至本公司購買書籍

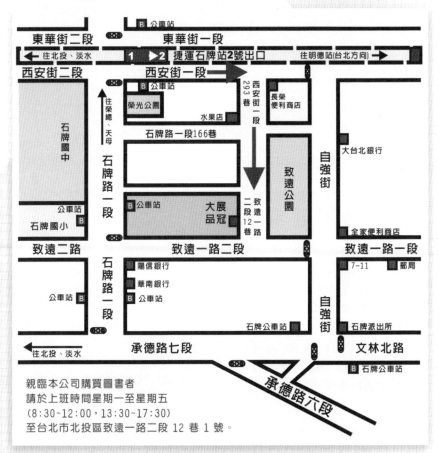

親臨本公司購買圖書者
請於上班時間星期一至星期五
（8:30~12:00，13:30~17:30）
至台北市北投區致遠一路二段 12 巷 1 號。

建議路線
1.搭乘捷運‧公車
　　淡水線石牌站下車，由石牌捷運站2號出口出站（出站後靠右邊），沿著捷運高架往台北方向走（往明德站方向），其街名為西安街，約走100公尺（勿超過紅綠燈），由西安街一段293巷進來（巷口有一公車站牌，站名為自強街口），本公司位於致遠公園對面。搭公車者請於石牌站（石牌派出所）下車，走進自強街，遇致遠路口左轉，右手邊第一條巷子即為本社位置。

2.自行開車或騎車
　　由承德路接石牌路，看到陽信銀行右轉，此條即為致遠一路二段，在遇到自強街（紅綠燈）前的巷子（致遠公園）左轉，即可看到本公司招牌。

國家圖書館出版品預行編目資料

洗髓經健身術／布援強　著
——初版——臺北市，大展，2014〔民103.04〕
　　面；21公分——（養生保健；51）
　　ISBN 978-986-346-013-8（平裝附影音光碟）
　　1.氣功　2.養生
413.94　　　　　　　　　　　　　103002223

洗髓經健身術 附VCD

著　　者／布　援　強

責任編輯／王躍平、張東黎

發 行 人／蔡　森　明

出 版 者／大展出版社有限公司

社　　址／台北市北投區（石牌）致遠一路2段12巷1號

電　　話／(02) 28236031・28236033・28233123

傳　　真／(02) 28272069

郵政劃撥／01669551

網　　址／www.dah-jaan.com.tw

E-mail／service@dah-jaan.com.tw

登 記 證／局版臺業字第2171號

承 印 者／傳興印刷有限公司

裝　　訂／承安裝訂有限公司

排 版 者／千兵企業有限公司

授 權 者／山西科學技術出版社

初版1刷／2013年（民102年）4月

定　價／250元

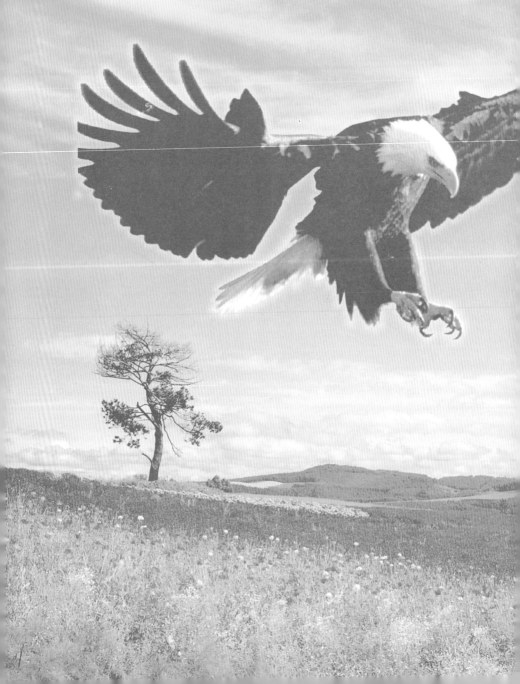
大展好書　好書大展
品嘗好書　冠群可期